3つの 知りたい が まとめてわかる！

心電図 X線画像 採血

ナースのための 検査データの 読み方

宮道亮輔 著

東京慈恵会医科大学 救急医学講座 講師

Gakken

| 執筆者一覧 |

〈執筆〉

宮道　亮輔

東京慈恵会医科大学 救急医学講座 講師
自治医科大学メディカルシミュレーションセンター 非常勤講師
医学博士，教授システム学修士
e-Learning マネージャー・エキスパート・ラーニングデザイナー（eLC 認定 e-Learning Professional）

2002 年に自治医科大学を卒業．生まれ故郷の愛知県のへき地診療所や救命センターなどで勤務後，家庭の事情で 2012 年に都内に移動．聖路加国際病院救急部で勤務後にハンディクリニックで再度プライマリ・ケアに従事して，2019 年より現職．2018 年には効果的・効率的・魅力的な教育を行うため熊本大学大学院教授システム学専攻(GSIS)に入学．インストラクショナルデザインを中心とした 4 つの I を学習した．本書の執筆にあたり，GSIS の先輩や同級生の看護師さんに構成などのアドバイスをもらい，コラムも執筆してもらいました．

〈コラム執筆〉　＊掲載順

宮道　亮輔	前掲
生田　正美	地方独立行政法人 神奈川県立病院機構 神奈川県立足柄上病院 救急看護認定看護師
政岡　祐輝	国立研究開発法人 国立循環器病研究センター 医療情報部 副看護師長
増永　恵子	順天堂大学医学部附属静岡病院 看護部

この本では，わたくし宮道が「宮路(みやみち)先生」として登場します！

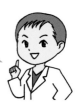

カバー・本文デザイン：川上範子
カバーイラスト：藤井美智子
本文 DTP：株式会社グレン
本文イラスト：日本グラフィックス，藤井美智子

はじめに

こんにちは.

突然ですが,急変対応は得意ですか?

落ち着いた現場なら,「現場で学ぶ」という学習が効果的だと思いますが,バタバタした現場だと経験はしたけど何もできないという悪印象だけ残るということになりかねません.

本書は,急変現場でアタフタしないために,基本的なことを知っておくための本です.本書で準備していただければ,急変現場で次に何をするのか,医師は何を考えているのかがわかるため,急変現場がパニックゾーンからストレッチゾーンに変わる可能性があります(コラム「学びとリスク」,p.37参照).

本書の到達目標は,「心電図や胸部X線画像,血液検査が必要な患者さんの状態が説明でき,検査所見を見て病態(疾患)を想起し,次に行う行動について説明できる」ことです.

本書では,これまでベテランナースたちが経験から学習していったことを,インストラクショナルデザインの手法を使って効果的・効率的・魅力的に学習できるような工夫を凝らしています.実際の患者さんの状態に近い形で問題を出し,それに答える形式で進みます.各単元の最初の問題にスラスラと解答できるようなら,その単元を読む必要はありません.自分が苦手なところを学習して,できる医療者に成長してください.

また,随所で先輩看護師さんにもコラムを書いてもらっています.先輩たちがどう考えて成長してきたかもぜひ知っておいてください.

2021年3月

宮道　亮輔

CONTENTS

序章

心電図・X線画像・採血は「7つ道具」ならぬ「3つ道具」!

課題1 ● 大腸がん術後2日目の患者 ……… 11

課題2 ● 糖尿病で教育入院中の患者 ……… 11

課題3 ● 急性心筋梗塞で緊急入院した患者 ……… 13

第1章

事例で学ぶ「3つ道具」の重要性!

マンガ ● 心電図・X線画像・採血は臨床判断・対応の「3つ道具」! ……… 16

「課題1 ● 大腸がん術後2日目の患者」の解答と解説 ……… 19

「課題2 ● 糖尿病で教育入院中の患者」の解答と解説 ……… 21

「課題3 ● 急性心筋梗塞で緊急入院した患者」の解答と解説 ……… 25

まとめと練習問題 ……… 28

第2章

心電図・X線画像・血液検査でおさえておくべきポイント70

心電図でおさえておきたい15波形！

まずはコレ！ 心電図波形の読み方のキホン ……… 30

①心停止（心室細動・心室頻拍・PEA・心静止）……… 34

②頻脈 その1　RR整・wideQRS（心室頻拍）……… 38

③頻脈 その2　RR整・narrowQRS（洞性頻脈・上室性頻拍）……… 40

④頻脈 その3　RR不整（心房細動）……… 42

⑤徐脈 その1　房室ブロック ……… 44

⑥徐脈 その2　洞不全症候群 ……… 47

⑦ST変化（急性冠症候群・ブルガダ症候群）……… 50

⑧期外収縮（上室性・心室性期外収縮）……… 54

⑨T波の増高 ……… 56

まとめと練習問題 ……… 61

X線画像でおさえておきたい8所見！

まずはコレ！──**胸部X線画像の読み方のキホン** ……… 63

①心拡大・うっ血（肺水腫・心不全）……… 67

②胸水（心不全など）……… 69

③浸潤影（肺炎）……… 72

④すりガラス影（間質性肺炎・COVID-19など）……… 74

⑤結節影（結核）・腫瘤影（癌など）……… 76

⑥肺萎縮（気胸）……… 79

⑦ニボー（腸閉塞・膵炎）……… 82

⑧チューブの位置（気管チューブ・経鼻胃管・ドレーン）……… 84

まとめと練習問題 ……… 87

血液検査でおさえておきたい47項目！

まずはコレ！──**血液検査項目の読み方のキホン** ……… 90

①血算（WBC・RBC・Hb・Ht・PLT・MCV・MCH・MCHC）……… 92

②血糖および血清電解質（血糖・HbA1c・Na・K・Cl）……… 95

③血液生化学検査（TP・Alb・UN・Cr・T-Bil・AST・ALT・LD・ALP・γ-GTP・CK・NH₃・AMY・CRP・BNP（NT-proBNP）） ……… 98

④凝固系（PT・APTT・フィブリノゲン・FDP/Dダイマー） ……… 101

⑤迅速検査（トロポニン・H-FABP・インフルエンザなどの迅速検査） ……… 103

⑥血液ガス（pH・PaCO₂・PaO₂・HCO₃⁻・BE・Lac・CO-Hb） ……… 106

⑦髄液検査（髄液圧・性状・細胞数・蛋白量・糖） ……… 109

まとめと練習問題 ……… 111

第3章

復習&腕試し!「3つ道具」の まとめと臨床対応

心電図・X線画像・採血 「3つ道具」のまとめと臨床対応 ……… 114

再チャレンジ! 課題1●大腸がん術後2日目の患者 ……… 116

再チャレンジ! 課題2●糖尿病で教育入院中の患者 ……… 116

再チャレンジ! 課題3●急性心筋梗塞で緊急入院した患者 ……… 118

New! 課題4●肺炎で入院し呼吸苦を訴える患者 ……… 120

New! 課題5●訪室時, けいれんしていて反応がない患者 ……… 124

索引 ……… 130

コラム一覧

コラム① ナイチンゲールの三重の関心（threefold interest）　宮道亮輔 …… 14

コラム② OMIの考え方と覚え方「サルも聴診器」　宮道亮輔 …… 20

コラム③ 情報の伝え方はAよりO！　宮道亮輔 …… 22

コラム④ 身体で反応しよう！ BLS！　生田正美 …… 36

コラム⑤ 急変には前兆があるって知っていた？　生田正美 …… 36

コラム⑥ 学びとリスク　宮道亮輔 …… 37

コラム⑦ 看護師としての学習　政岡祐輝 …… 43

コラム⑧ 検査所見ではなく，患者を看る　宮道亮輔 …… 49

コラム⑨ 経験から学習すること　政岡祐輝 …… 57

コラム⑩ いざというとき，除細動器使えますか？　増永恵子 …… 58

コラム⑪ 先輩看護師からのアドバイス（つぶやき）
　　　～先輩にも個別性のある対応を～　増永恵子 …… 60

コラム⑫ 先輩や医師に報告しよう！ SBAR　増永恵子 …… 60

コラム⑬ 先輩看護師からのアドバイス（つぶやき）　～「学び上手」になろう～　政岡祐輝 …… 65

コラム⑭ バイタルサインの重要性
　　　～モニターは叫んでいる！ アラームが鳴ったら命の注意報！～　生田正美 …… 94

コラム⑮ 血糖の略語について　宮道亮輔 …… 96

コラム⑯ 疾患（disease）の治療だけではなく，病い（illness）への対応も大切　宮道亮輔 …… 100

コラム⑰ 血球や細胞数の単位について　宮道亮輔 …… 110

序章

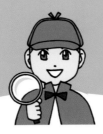

心電図・X線画像・採血は

「7つ道具」ならぬ
「3つ道具」!

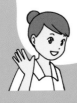

心電図　X線画像　採血 は
「7つ道具」ならぬ
「3つ道具」！

　本書の到達目標は，「心電図や胸部X線画像，血液検査が必要な患者さんの状態が説明でき，検査所見を見て病態（疾患）を想起し，次に行う行動について説明できる」ことです．

　この本は，新人から3年目程度の看護師さん向けに書いていますが，急変に慣れていない中堅やベテランの看護師さんや医師にも役立つと思います．

　バイタルサインの測定や心電図検査，血液検査の手技を行うことができるようになっても，結果の判断まではまだまだむずかしいと思います．患者さんの状態悪化に気付き，それ以上悪くさせない行動ができるようになると，支援に来た医師との意思疎通が容易になり，あなた自身のストレスも減るでしょう．

　患者さんの状態（病態）を解釈し把握する過程は，推理に似ています．真実を見抜くために参考にする指標として，患者さんの訴え（病歴）や身体所見だけでなく，いくつかの道具が役立ちます．

　よく使う7つ道具として，バイタルサイン，心電図（ECG），胸部X線画像，血液検査，超音波（エコー）検査，X線CTやMRIが挙げられますが，後ろの3つは難易度（専門性）が高いため，本書では簡便に行える心電図，X線画像，血液検査の3つ道具を取り上げます．

　看護師に求められているのは，正確な診断ではなく，どのような病態で患者さんが苦しんでいるかの理解と対応です．正確な診断は専門医（探偵）に任せ，皆さんは探偵の助手[注]または患者さんの苦しみに対応する医師とは視点の違う探偵として，判断と対応を行いましょう！（ナイチンゲールの三重の関心のひとつですね）

＊

　本書では，最初に課題を提示して，その課題を解決するための内容を提示します．各章の最後には確認テストを付けましたので，実力が付いたかを確認してみてください．

　それでは，謎解きの旅の始まりです．

注：もっとも有名な探偵の1人であるシャーロック・ホームズの助手はワトソン博士ですが，ワトソン博士は医師でした．皆さんは，謎解き（診断）に熱中しがちな探偵（医師）を補助しながら患者さんを救ってください．

まず本書を読み終わった時点で解けるようになってほしい課題を提示します（現時点でこれらの課題が解けるようなら，本書を読む必要はありません）．

課題 1 大腸がん術後 2 日目の患者

- 70 歳女性．大腸がんの術後 2 日目です．
- 疼痛コントロールが不良であり，あまり離床が進んでいません．
- あなたが付き添って離床したときに，呼吸苦と胸部不快の訴えがありました．

Q1. このような状態が悪そうな患者さんをみたとき，何を行いますか？

➡ 解答と解説は p.19 へ！

課題 2 糖尿病で教育入院中の患者

- 55 歳女性．糖尿病で教育入院中です．
- 心窩部痛があるとのことでナースコールがありました．
- 10 分くらい前に散歩をした後から心窩部痛が続いていて，冷汗が出るとのことです．

【バイタルサイン】
意識：JCS 1，脈拍：60 回／分，血圧：110／75mmHg，呼吸：20 回／分，
SpO_2：96％（室内気）

【心電図モニター】

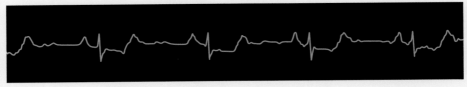

Q2-1. 心電図モニターの波形をどう判断しますか？

➡ 解答と解説は p.21 へ！

心電図モニターの波形を医師に伝えたところ，12誘導心電図と胸部X線撮影と血液検査の指示が出ました．

【12誘導心電図】

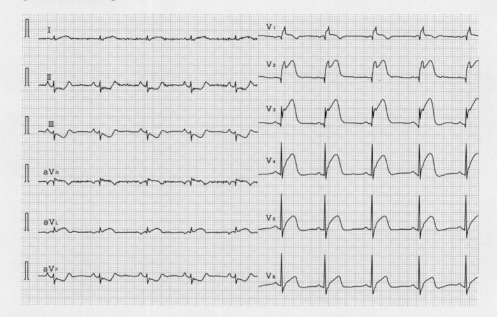

【胸部X線画像】

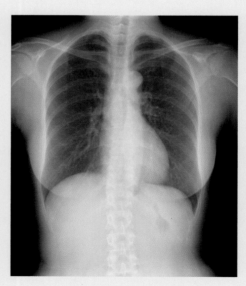

【血液検査】
WBC：12,800/μL（H），Hb：12.8g/dL，PLT：23.5万/μL
AST：32U/L（H），ALT：20U/L
BUN：18mg/dL，Cr：0.68mg/dL，Glu：180mg/dL（H）
Na：135mEq/L，K：4.2mEq/L，Cl：102mEq/L，CRP：0.08mg/dL
CK：1,032U/L（H），CK-MB：528U/L（H），トロポニンT：陽性，H-FABP：陽性

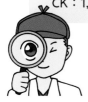

Q2-2. 12誘導心電図，胸部X線画像，血液検査の結果をどう解釈しますか？

➡ 解答と解説は p.24 へ！

課題3　急性心筋梗塞で緊急入院した患者

● 60歳男性．急性心筋梗塞のため緊急入院し，カテーテル治療を受けて状態は落ち着いていました．
● あなたが訪室したとき，けいれんしていて反応がありませんでした．

【バイタルサイン】
意識：JCS 200，脈拍：100回/分，血圧：150/90mmHg，呼吸15回/分，SpO2：95%（室内気）

　バイタルサインを測っていたら，意識状態は回復しませんが，けいれんは止まりました．医師からは12誘導心電図，胸部X線撮影，血液検査の指示が出ました．

【12誘導心電図】

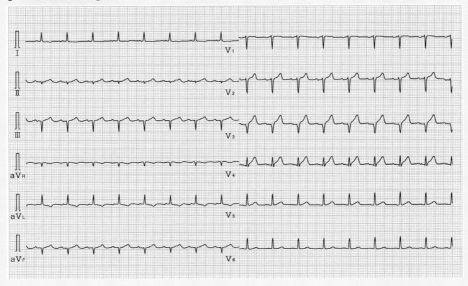

【胸部 X 線画像】

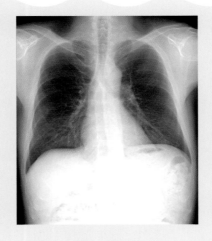

【血液検査】
WBC：9,800/μL（H）, Hb：13.4g/dL, PLT：32.5 万 / μL
AST：24U/L, ALT：20U/L, BUN：18mg/dL, Cr：0.68mg/dL
Glu：42mg/dL（L）
Na：142mEq/L, K：2.6mEq/L（L）, Cl：104mEq/L, CRP：0.08mg/dL

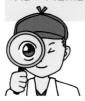

Q3-1. この結果をどう解釈しますか？

Q3-2. 次に行う処置は何でしょうか？

Q3-3. この後の観察で注意することは何でしょうか？

➡ 解答と解説は p.26 へ！

コラム①	ナイチンゲールの三重の関心（threefold interest）

　ナイチンゲールは著書の中でたびたび「看護師は自分の仕事に三重の関心を持たなければならない」と伝えています．事例に対する知的な関心 [intellectual interest]，患者さんへの心のこもった関心 [hearty interest]，患者の世話と治療についての技術的（実践的）な関心 [technical (practical) interest] です（注：内容については諸説あります）．

　2番目の「患者さんへの心のこもった関心」は看護師ならではの視点です（本当は医師にも持ってもらいたいので指導しています）．疾患や技術だけではなく，患者さん自身にも関心を向けるようにしてください．

（宮道亮輔）

第1章

事例で学ぶ

「3つ道具」の
重要性!

心電図　X線画像　採血 は 臨床判断・対応の「3つ道具」！

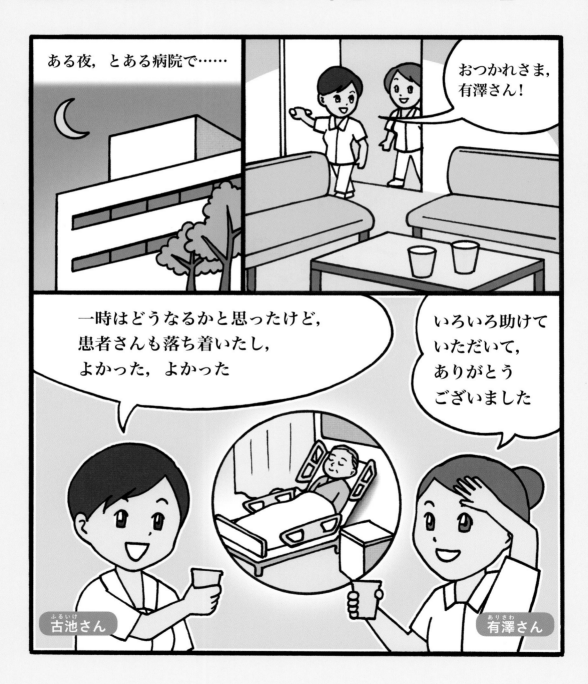

この本の登場人物

宮路先生

救急部のスタッフ医師．へき地の診療所から都心の大学病院までいろいろ勤務してきた．最近，自分が若手と呼ばれなくなってきたことを気にしている．

有澤さん

2年目ナース．やる気はあるが，知識や経験がまだ少ない．真面目で素直だがたまに失敗するため，「なし澤」と落ち込んでしまうことも……．

古池さん

ベテランのリーダーナース．経験豊富で，厳しくも温かく指導してくれる．実は認定看護師という噂もある．

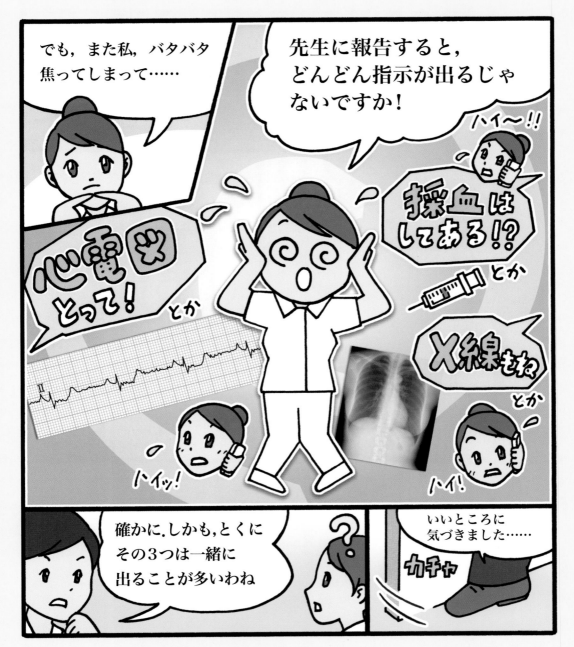

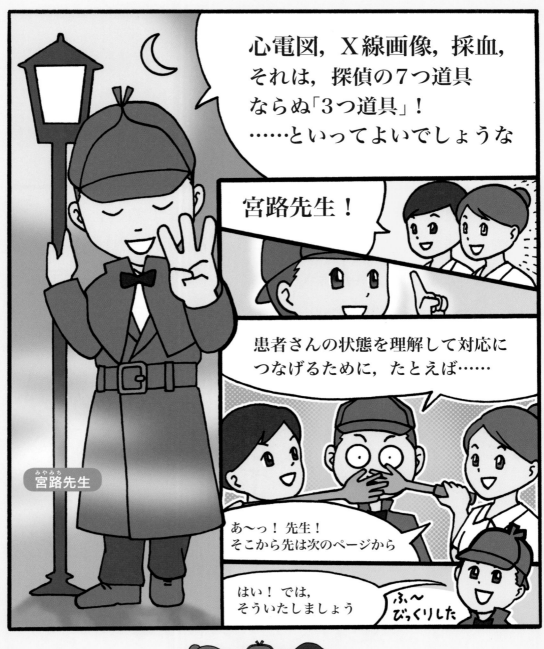

心電図，X線画像，採血，それは，探偵の7つ道具ならぬ「3つ道具」！……といってよいでしょうな

宮路先生！

患者さんの状態を理解して対応につなげるために，たとえば……

宮路先生

あ〜っ！先生！そこから先は次のページから

はい！では，そういたしましょう

ふ〜びっくりした

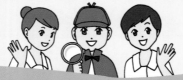

この本には，あなたの病院にもいそうな人たちが登場します（モデルなんていませんよ．いませんったら！）．あなたも私たちと一緒に，患者さんに起こっている謎を解き明かしましょう！

次のページから，私たちの会話形式で解説が進みます！

 宮路先生   有澤さん   古池さん

本章では，序章(p.10 〜 14)で挙げた課題1 〜 3の解答・解説を通して「対応の原則」をつかんでいきましょう．

 課題 1 の解答と解説

大腸がん術後 2 日目の患者

● 70 歳女性．大腸がんの術後 2 日目です．
● 疼痛コントロールが不良であり，あまり離床が進んでいません．
● あなたが付き添って離床したときに，呼吸苦と胸部不快の訴えがありました．

Q1. このような状態が悪そうな患者さんをみたとき，何を行いますか？

A1. バイタルサインの測定とOMIを行います．

さて，有澤さん．受け持ちの患者さんにこのような症状がある場合，まず何を行う？

え〜っと．状態が悪そうなので……，まずは吸引でしょうか．窒息だと困りますし．

は〜！（怒）宮路先生，先生からも言ってちょうだい．

はいはい（笑）．そういえば，有澤さんに説明したことはなかったかもしれないですね．このようなときは，まず，バイタルサインの測定とOMIを行います．

{ **バイタルサインの測定** }

まずは，「状態が悪そう」という有澤さんの印象を人に伝えられる形(数値)に変換することが大切です．そのためには，バイタルサインを測定しましょう．

意識レベルをJapan Coma Scale(表1)で判断し，脈拍数，血圧，酸素飽和度(SpO2)，呼吸数と，異常がありそうなら体温を測ってください．

JCSは全部は覚えていませんでした．どうしても暗記しなくてはだめですか？

JCSをすべて覚えるのが大変なら，Ⅰ桁，Ⅱ桁，Ⅲ桁のどれなのかがわかるだけでも大丈夫ですよ．

救急カートにJCSの早見表をラミネートして貼っておこうかしら．バイタルサインのいずれかに異常があれば，応援を呼びつつ，OMIを行ってね．

OMI？？？

{ 状態が悪い患者さんに行う OMI }

🧑 O₂(酸素)投与，Monitor(モニター)装着，IV ルート(末梢静脈路)確保の頭文字をとって OMI と表現します．

「状態が悪い」と判断したら，バイタルサインを測定して，あまり深く考えずに(コラム②) OMI を行いましょう．患者さんの状態が悪いときは，考えすぎて動けなくなるより，患者さんを助けるために動くことが大切です．酸素は，リザーバーバッグ付き酸素マスク(図1)で 10L 投与しましょう．

🧑 モニターは，心電図(Ⅱ誘導)，SpO₂，血圧を計測できるモニターでよいですか？

🧑 そのとおりです．私が以前勤めていた診療所には有澤さんが言ってくれたような高性能な

表1 Japan Coma Scale (JCS)

Ⅰ 刺激しなくても覚醒している状態
1 だいたい意識清明だが，いまひとつはっきりしない 2 見当識(時，場所，人の認識)障害がある 3 自分の名前，生年月日が言えない
Ⅱ 刺激すると覚醒し，刺激をやめると眠り込む状態
10 普通の呼びかけで容易に開眼する 　　指示(たとえば右手を握れ，離せ)に応じ，言葉も出るが間違いも多い 20 大きな声，または身体を揺さぶることにより開眼する 　　簡単な命令に応じる(たとえば手を握る，離す，など) 30 痛み刺激を加えつつ呼びかけを繰り返すとかろうじて開眼する
Ⅲ 刺激をしても覚醒しない状態
100 痛み刺激に対し，払いのけるような動作をする 200 痛み刺激で，すこし手足を動かしたり顔をしかめる 300 痛み刺激に反応しない

※以下の状態があれば，付加する
R：restlessness(不穏)，I：incontinence
(失禁)，A：akinetic mutism(無動無言)，
apallic state(自発性喪失)
JCS 200-IR などと表記する

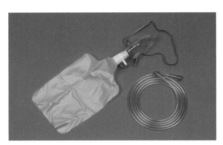

図1　リザーバーバッグ付き酸素マスク

コラム②　　**OMI の考え方と覚え方「サルも聴診器」**

本書は初級編であること，本書の目的は心電図や X 線画像，血液検査の読み方なので「あまり深く考えずに OMI を」と記載しました．患者さんの状態悪化に慣れていない人は，いろいろ考えて悩んで処置が遅れるよりは，この本どおりに対応してくださってまったく問題ありません．その一方で，酸素投与や輸液にはさまざまな選択肢があります．より患者さんに合った選択をするためにはさらなる学習が必要です．

さ ……… 酸素
る ……… ルート確保(と血液検査)
も ……… モニター
ちょう ……… 超音波
しん ……… 心電図
き ……… 胸部 X 線

「サルも聴診器」

本書では OMI (酸素，モニター，IV ルート)を取り上げましたが，福井大学の林寛之先生はさらに重要な点を付け加えた「サルも聴診器」という語呂合わせを提唱しています．本文中にも出てきましたが，指示を予測して準備しておくことが大切ですね．

(宮道亮輔)

モニターがなかったので, 12 誘導心電図の四肢誘導をモニター代わりにしたこともありますよ.

さすが先生, 経験豊富ですね.

ま, まあね(うれしいような, 悲しいような……).

　IVルートは, 生理食塩液やリンゲル液(ラクテック®やヴィーン®Fなど)をメインの輸液にして, 20G以上の太さの静脈留置針で確保しましょう. ルート確保の際に, 血液検査もしておくとよいでしょう.

輸液の指示は医師からもらうものだけど, 想定して準備しておくことが大切よね.

はい. 確かに, 患者さんの状態が悪いときに先輩たちが行っていることでした. この後で, 7つ道具を駆使して謎を解き明かしていくわけですね.

そのとおり!

課題 2 の解答と解説

糖尿病で教育入院中の患者

● 55 歳女性. 糖尿病で教育入院中です.
● 心窩部痛があるとのことでナースコールがありました.
● 10 分くらい前に散歩をした後から心窩部痛が続いていて, 冷汗が出るとのことです.

【バイタルサイン】
意識:JCS 1, 脈拍:60 回 / 分, 血圧:110 / 75mmHg, 呼吸:20 回 / 分, SpO_2:96% (室内気)

【心電図モニター】

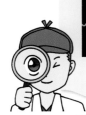

Q2-1. 心電図モニターの波形を
どう判断しますか?

A2-1. STの低下がみられます.

状態が悪そうなので，バイタルサインの測定とOMIを行いました．でも，判断まではできませんでした．脈は遅めで不整じゃないのはわかりますが……．あぁ，また「なし澤」です．

そんなことないわよ．自分が判断する材料だし，先生への報告にも必要だから，評価の手順を覚えましょう．基本は，①心拍数→②RR間隔→③波の形です．

〔 心電図の読み方・伝え方 〕

バイタルサインは意識が少しぼーっとしている程度で，そのほかに異常はなさそうです．心電図モニターで，心拍数は60回/分で徐脈や頻脈ではないです．RR間隔は整でリズムの異常はありません．P波は確認できて，QRS幅は狭いです．ST部分が基線より数ミリ下がっているようです．

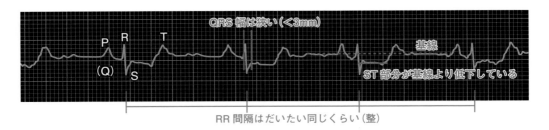

おお，しっかり読めていますね．このように伝えてくれれば，診断の参考になります（コラム③）．

ST低下は急性心筋梗塞を疑う所見ですね．本当に心筋梗塞なら不整脈を起こす危険があるし，時間が経つと心筋の壊死が進むため，緊急で処置が必要です．心筋梗塞かどうかを確かめるための追加検査が必要ですね．12誘導心電図と胸部X線撮影と血液検査を行いましょう．

そう言われると思って，用意してあります．

コラム③　情報の伝え方はAよりO！

医師と看護師がお互いに信頼し合っている関係なら，SOAPのA（assessment：評価）を伝えてください．そのほうが話が早いです．

例「先生，○○さんが胸痛を訴えています．バイタルサインは異常ないですが，心電図モニターから急性心筋梗塞が疑われます．」

しかし，医師と看護師の関係がそこまで構築されていない場合は，O（objective：客観的情報）を伝えたほうがよいでしょう．

例「先生，○○さんが胸痛を訴えています．意識はJCS 1で，脈拍60回/分，血圧110/75mmHg，呼吸20回/分，SpO2 96%です．心電図モニターではSTが低下しています．」

（宮道亮輔）

　心電図モニターの波形を医師に伝えたところ，12誘導心電図と胸部X線撮影と血液検査の指示が出ました．

【12誘導心電図】

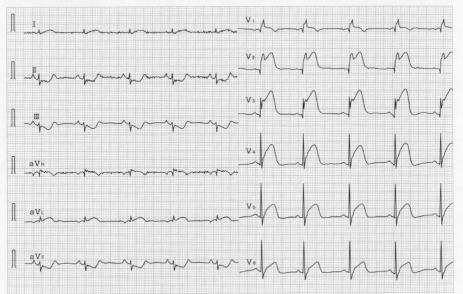

【胸部X線画像】

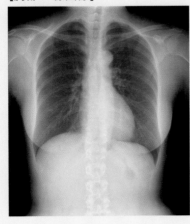

【血液検査】
WBC：12,800/μL（H），Hb：12.8g/dL，
PLT：23.5万/μL
AST：32U/L（H），ALT：20U/L，
BUN：18mg/dL，Cr：0.68mg/dL，
Glu：180mg/dL（H）
Na：135mEq/L，K：4.2mEq/L，
Cl：102mEq/L，CRP：0.08mg/dL
CK：1,032U/L（H），
CK-MB：528U/L（H），
トロポニンT：陽性，H-FABP：陽性

Q2-2. 12誘導心電図，胸部X線画像，血液検査の結果をどう解釈しますか？

12誘導心電図でも心拍数は60回/分で徐脈や頻脈ではないです. RR間隔は整でリズムの異常はありません. P波は確認できて, QRS幅は狭いです. ST部分の変化は, Ⅱ, Ⅲ, aVF誘導では下がっているように見えますが, V2, V3誘導では上がっているようです.

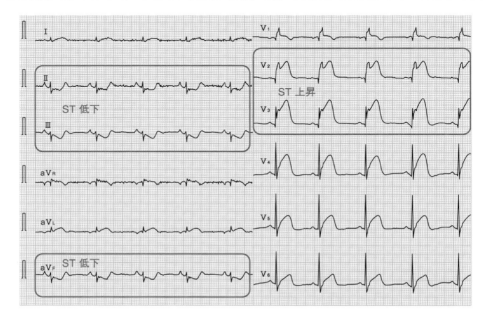

そのとおり. 12誘導心電図も, 基本的な読み方は心電図モニターと同じです. では, 胸部X線画像はどうですか?

胸部X線画像は, 心拡大や肺門部のうっ血はなく, 大動脈も横隔膜も追えてCPアングルも鋭角です. 肺野や胸壁にも異常なさそうです.

確かに. 血液検査はどうですか?

血液検査では, WBC・AST・CK・CK-MB値の上昇, トロポニンT・H-FABP陽性を認めます. これは心筋梗塞を疑う所見ですよね.

はい. よく知っていますね. これらはいずれも急性心筋梗塞を疑う所見なので,結果を医師に伝えて専門治療を行ったほうがよいです.

患者さんの痛みを楽にするためにニトログリセリンやモルヒネを使うこともあるので, 原因の診断だけじゃなくて患者さんもみてくださいね.

はい!

課題 3 の解答と解説

急性心筋梗塞で緊急入院した患者

● 60 歳男性．急性心筋梗塞のため緊急入院し，カテーテル治療を受けて状態は落ち着いていました．
● あなたが訪室したとき，けいれんしていて反応がありませんでした．

【バイタルサイン】
意識：JCS 200，脈拍：100 回／分，血圧：150/90mmHg，呼吸 15 回／分，
SpO_2：95%（室内気）
　バイタルサインを測っていたら，意識状態は回復しませんが，けいれんは止まりました．医師からは 12 誘導心電図，胸部 X 線撮影，血液検査の指示が出ました．

【12 誘導心電図】

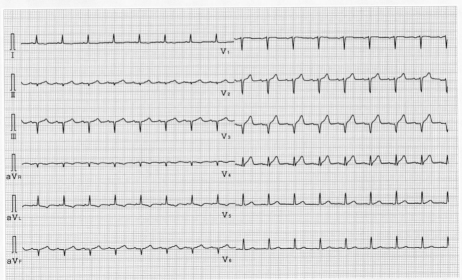

【胸部 X 線画像】

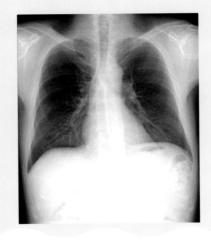

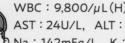

【血液検査】
WBC：9,800/μL（H）, Hb：13.4g/dL, PLT：32.5万/μL
AST：24U/L, ALT：20U/L, BUN：18mg/dL, Cr：0.68mg/dL, Glu：42mg/dL（L）
Na：142mEq/L, K：2.6mEq/L（L）, Cl：104mEq/L, CRP：0.08mg/dL

Q3-1. この結果をどう解釈しますか？

A3-1. 低血糖, 低カリウム血症を認めます.

なんだか慣れてきました. 12誘導心電図は心拍数100回/分程度と頻脈ですが不整はなく, P波は普通に見え, QRS波も幅広ではありません. 洞性頻脈でしょうか.

胸部X線画像では, 心陰影の拡大や肺門部のうっ血はなく, 大動脈や横隔膜も追えてCPアングルも鋭角です. 肺野や胸壁も異常なさそうなので, とくに問題なさそうです.

血液検査では, カリウム値と血糖値が低く, 低カリウム血症と低血糖を認めています. 意識障害の原因は低血糖でしょうか？ でも, けいれんの原因は？ 頭部MRI検査が必要ですか？

血液検査の所見から低血糖, 低カリウム血症を疑うのは, そのとおりです. 所見を読めるようになってきましたね.

検査所見を読むことと, 結果の評価を分けて行っているところがすばらしいです. 慣れてくると評価だけ行いがちですが, きちんと検査所見を挙げたほうが他の人にも伝わりやすいですね.

この患者さんには低血糖や低カリウム血症がありましたが, 不整脈が原因で頭に血が行かなくなってけいれんする人もいるので, 不整脈の鑑別は重要です. まあそんなことを知らなくても, OMIでモニターを付ければ, 不整脈かどうかはわかりますね.

さて, この患者さんには何が起こっているのでしょうか. このまま頭部MRI検査に行ってしまってよいですか？

Q3-2. 次に行う処置は何でしょうか？

A3-2. ブドウ糖とカリウムの補充を行います.

👨 　血糖が低い人をそのままにしておいてはダメでしょう. 疾患を推理することも大切だけど, 私たちは患者さんをみているの. いま, この患者さんに必要なことを考えてみましょう.

👦 　いま必要なこと……. 糖分とカリウムの補充でしょうか. 糖分の補充のほうが先ですね. え〜っと, どうやって補充していたんだっけ.

👨 　いいところに気がついたわね. 緊急の薬剤は病院内で使い方が決まっていることが多いので, それも覚えましょう. 私たちの病院では, まずは50％ブドウ糖40mLを静注することになっているよ.

👦 　20mLのポリボトルを2つ用意して投与しましょう. たくさん吸ってたくさん投与するため, けっこう大変です. 低血糖発作なら, 血糖補充から数分で意識状態が回復することが多いです. その後, 徐々にカリウムを補充(補正)していきます. オーダーを入れるので, 少し待ってくださいね.

👦 　ありがとうございます.

Q3-3. この後の観察で注意することは何でしょうか？

A3-3. 意識障害や低血糖を繰り返す可能性があるため意識レベルに注意が必要. また, 低カリウム血症があるため心電図にも注意が必要です.

👨 　これで終わりではないわよ. 患者さんはまだ回復していないのだから, きちんと病棟に申し送るまでは気を付けてみていきましょうね.

👦 　はい！ え〜っと, 血糖は何分おきにチェックしたらいいですか？

👨 　では, 30分おきにお願いします. でも, それだけではなくて, 患者さんの意識状態はもう少し細かくみてくださいね. いったん血糖を補充しても, 低血糖の原因が効果の長い薬(持効型インスリンや経口血糖降下薬など)の場合は, 再度低血糖になる可能性があります.

また，低カリウム血症がさらに進行すると，意識が悪くなったり不整脈が起こる可能性もあるため，意識レベルや心電図には注意しましょう．私も気を付けてみていますので，有澤さんも気を付けていてくださいね．

はい！

●事例で学ぶ「3つ道具」の重要性！ まとめと練習問題●

次の文の（ ）を埋めてください．

1)状態の悪い患者さんをみたときに行うことは，（ ① ）を測定して，（ ② ）を行う．

2)顔見知り程度の医師に情報を伝えるときは，（ ③ ）よりも，（ ④ ）を伝える．

3)急変の専門家でないスタッフでも，心電図モニターや12誘導心電図，胸部X線画像や血液検査の所見の読み方の（ ⑤ ）を知っておくことは大切である．

4)診断だけではなく，患者さんの（ ⑥ ）に対応することも考える．

解答

①バイタルサイン
②OMI（酸素，モニター，IVルート確保）
③評価(A)
④客観的情報(O)
⑤基本
⑥苦痛

1)状態の悪い患者さんをみたときに行うことは，（ **バイタルサイン** ）を測定して，（ **OMI（酸素，モニター，IVルート確保）** ）を行う．

2)顔見知り程度の医師に情報を伝えるときは，（ **評価(A)** ）よりも，（ **客観的情報(O)** ）を伝える．

3)急変の専門家でないスタッフでも，心電図モニターや12誘導心電図，胸部X線画像や血液検査の所見の読み方の（ **基本** ）を知っておくことは大切である．

4)診断だけではなく，患者さんの（ **苦痛** ）に対応することも考える．

第2章

心電図・X線画像・血液検査で

おさえておくべき
ポイント70

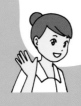

心電図でおさえておきたい15波形！

まずはコレ！ 心電図波形の読み方のキホン

問題

心電図モニターでこのような波形が出ていました．どう判断しますか？

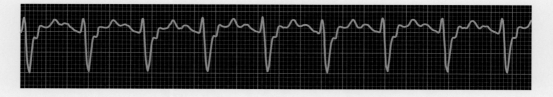

さて，どうかしら？

え〜っと……．

いきなりは大変だよね．この心電図について表現できたら，この後は飛ばしてもけっこうです．まず基本から学習しましょう．

心電図の読み方の基本は，心拍数→リズムは整か不整か→波の形（P波，QRS波，T波）です．循環器の専門の先生はとても細かく読みますが，患者さんの状態が悪いときの緊急の心電図は，まずはこの5つを確認して伝えてくれれば大丈夫です．

{ **心拍数の見方** }

心拍数は確か，300を大きいマス（5mm）の数で割ればよいのでしたっけ？

やるねぇ！ そのとおり．

ありがとうございます．

〔問題〕の心電図だと，1回の心拍は大きいマスが2つちょっとだから，心拍数は300÷2ちょっとで150回弱/分ってところですね．モニターだと心拍数が表示されるので，それを見てもよいですよ．

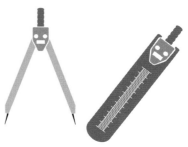

{ **リズムは整か不整か？** }

整か不整かをみるのに，循環器の先生はコンパスみた

いな器具を使って測っていたわね.

へ～, そんな器具があるのですね.

古池さん, さすがによく知っていますね. でも, 忙しいときはそこまで使わなくてもよいです. ザッとの見た目でよいですよ. ちなみに, 下の心電図は整でしょうか? それとも不整ですか?

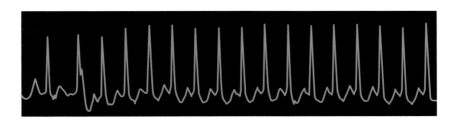

整に見えます.

私もそう思う. でも, 波形の左側は微妙かな.

確かに. 左側は微妙ですが, それ以降はだいたい同じに見えますね. 実は, この波形は細かく測ると不整なんです. 心拍数が早いとほとんど整に見えますね. そんなこともありますが, そこまで見なくても大丈夫です. そこは循環器の医師に任せましょう.

波の形は?

心電図の波形の復習です. PQRSTがどこを示しているかは覚えていますか?

さすがにそれは知っています. 最初がP波で, 高いのがQRS波, 最後がT波ですよね.

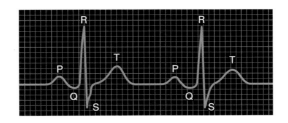

そのとおり. 基本ができていますね.

はい, そこまで「なし澤」ではないです.

失礼しました! 心拍数もRR間隔(R波の頂点と次のR波の頂点の間隔)で調べていたようですし, そりゃあわかっていますよね.

　波の形で注意してもらいたいのは, P波, QRS波, T波です. P波は心房が収縮するときの波, QRS波は心室が収縮するときの波, T波は収縮した心臓が元に戻るときの波といわれています.

　まずは①P波があるか, そして②P波のあとにQRS波があるか, ③QRS波の幅は広いか(3mm以上あるか), そして④T波の形はどうかを見てください(次ページ・表2). 緊急時の心電図読影で必要なのはまずこの部分です. 健診などではもっと細かい読影が必要なので, その点には注意してくださいね.

表2　心電図波形はここに注目！

注目点		異常と関連する疾患
心拍数は？		心拍数≧100回/分：頻脈 心拍数＜60回/分：徐脈
リズムは整か不整か？		不整：心房細動，期外収縮，房室ブロックなど
波形に注目	①P波はあるか？	P波がない：心房細動，洞不全，高カリウム血症など
	②P波のあとにQRS波があるか？	P波とQRS波がバラバラ：房室ブロック，心房粗動，期外収縮など
	③QRS波の幅は広いか（3mm以上）？	QRS波の幅が広い（ワイドQRS）：心室由来の波形，脚ブロック，高カリウム血症など
	④T波（ST部分）の形はどうか？	テント状のT波：高カリウム血症など STが上昇/低下：心筋梗塞，狭心症など

《 報告時のポイントは？ 》

- ドクターたちには，ここで出てきた心拍数，整か不整か，波の形について報告すればわかってくれるよ．

- 確かにそのとおりです．無理に診断名（SOAPのA）を言うよりも，これらの所見（SOAPのO）を伝えてくれたほうがわかる場合も多いのです．

- なるほど．あまりむずかしく考えず，私は所見を言うようにします．

- もう1つ注意点があります．これは心電図に限らずすべての検査でいえることですが，過去に行った結果があれば，それと比較してください．

  テストで60点取った子にどう声をかけますか？　前回が40点だったら「よくがんばったね」と言いたくなりますし，前回が80点だったら「何かあったの？」と声をかけるかもしれません．検査もそれと同じで，一見異常な所見でも，前回までと同様なら今回悪くなったものではないのでしょうし，小さな異常でもこれまでなかったものなら気にかけたほうがよいのです．

- 私は報告するときに，過去の検査結果も一緒に渡すようにしているよ．

- 古池さん，さすがです．

- ありがとう．でも，それだけでいい？　私たちが相手をしているのはモニターだったっけ？

- いいえ，患者さんです．

- そのとおり．異常そうな所見を見つけたら，必ず患者さんの症状やバイタルサインを確認してください．どのような所見であっても，患者さんの状態が悪ければ緊急事態です．検査結果ではなく，患者さんのケアが必要なことを忘れないでくださいね．

- はい！

- そのうえで，主治医や専門家に連絡しましょう．余裕があれば，12誘導心電図や血液検査，超音波検査などの用意もしておくとよいですね．

- そんな余裕が持てるようがんばります．

謎解き実践！「読み方のキホン」チェック問題

心電図モニターでこのような波形が出ていました．
どう判断しますか？

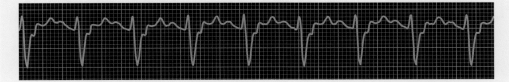

解答と解説

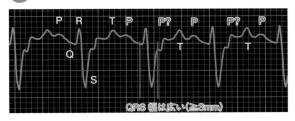

QRS 幅は広い（≧3mm）

- 心拍数は150/分弱で頻脈
- リズムは整
- P波はあるが，
たくさんありそう
- P波とQRS波はつながっている
- QRS波の幅はギリギリ3mmと広め
- T波は普通にあるが，
2つ山がある（P波がT波に
重なっている）ようにも見える

その後の経過

QRS波の幅が広いので心室頻拍かもしれませんが，P波がQRS波より多くありそうなのが気になります．

患者さんの様子を見に行ったら，動悸はするものの呼吸困難などはなく，バイタルサインも頻脈以外の異常はないようでした．

駆けつけた循環器の医師が薬を使ってみたところ，鋸歯状波が確認できたため，心房粗動と診断されました．

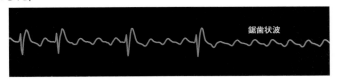

鋸歯状波

心房粗動という診断(SOAPの「A」)はもちろん重要ですが，すぐにはわからないこともあります．緊急時の現場では心電図の所見(SOAPの「O」)を正しく把握することのほうが重要なのです．

皆さんは診断にとらわれすぎず，所見を確認して，おかしいと思ったら患者さんを診て/看てください．

胸痛はあるのか，呼吸困難(頻呼吸やSpO2の低下)はあるのか，血圧は下がっていないかなどを確認し，対応してください．基本的には，動悸以外の症状がある患者さんや心拍数以外のバイタルサインに異常がある患者さんには緊急の対応が必要です．検査結果を見るのに夢中になりすぎて患者さんを看なかった，なんてことがないようにしましょう．

① 心停止
心室細動・心室頻拍・PEA・心静止

問題

以下の4つの心電図に共通することは何でしょう？

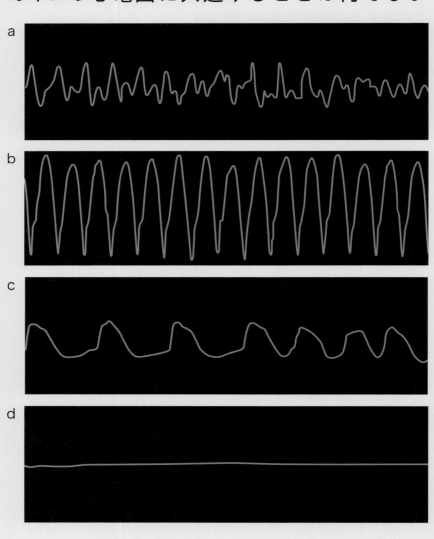

a

b

c

d

- あっ，あれね．

- え？　何ですか？　1つ目（a）と4つ目（d）はわかる気がしますが，とくに3つ目（c）と4つ目（d）は全然違うように見えます．

- おっ，目の付けどころがいいですね．実は，これらはすべて心停止の患者さんで現れる可能性のあるリズムなのです．

  われわれは，反応がなくて正常な呼吸がなく頸動脈が触れない，いわゆる「心停止」の患者さんに胸骨圧迫を行い，AEDを使いますね．この「心停止」は，脳に血液が届いていない臨床的心停止であって，実際に心臓が止まっているわけではありません．

  例えば一番上の波形（a）は心室細動ですが，これは心臓が不規則にけいれんしていて脳に血液を送れない状態です．心臓は止まっていませんが，脳に血液が届いていないので「心停止」として扱っています．

- 心停止の患者さんにモニターを付けると，例外なくこの4つのいずれかになるの．だから，この4つの波形だけは診断名を覚えたほうがいいわよ．

- わかりました．がんばって暗記します．

心停止の4つの波形とその特徴

- 表3を見てください．この中で注意が必要なのは，無脈性VTとPEAです．これらは脈が触れる可能性があるため，モニターでこれらの波形を見たら必ず患者さんの頸動脈を触れてください．頸動脈が触れれば自己心拍が再開したということですし，頸動脈が触れなけれ

表3　心停止の4つの波形とその特徴

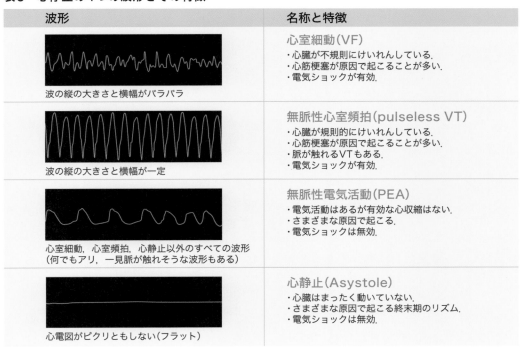

波形	名称と特徴
波の縦の大きさと横幅がバラバラ	**心室細動（VF）** ・心臓が不規則にけいれんしている． ・心筋梗塞が原因で起こることが多い． ・電気ショックが有効．
波の縦の大きさと横幅が一定	**無脈性心室頻拍（pulseless VT）** ・心臓が規則的にけいれんしている． ・心筋梗塞が原因で起こることが多い． ・脈が触れるVTもある． ・電気ショックが有効．
心室細動，心室頻拍，心静止以外のすべての波形（何でもアリ，一見脈が触れそうな波形もある）	**無脈性電気活動（PEA）** ・電気活動はあるが有効な心収縮はない． ・さまざまな原因で起こる． ・電気ショックは無効．
心電図がピクリともしない（フラット）	**心静止（Asystole）** ・心臓はまったく動いていない． ・さまざまな原因で起こる終末期のリズム． ・電気ショックは無効．

VF：ventricular fibrillation, 心室細動　　　VT：ventricular tachycardia, 心室頻拍
PEA：pulseless electrical activity, 無脈性電気活動

ば心停止が継続しているため胸骨圧迫が必要です．

電気ショックが有効かどうかも重要ですよね．

そうですね．電気ショックが有効なのは，VFと無脈性VTです．
電気ショックは，元気な心臓をいったん止める治療です．学生が教室で騒いでうるさいとき，怒っていったん教室が静まりかえれば，その後は真面目に勉強し出す可能性がありますね．同様に，心臓がけいれんしている状態であるVFや無脈性VTも，電気ショックでいったん電気活動を止めると，その後は規則的に動き出す可能性があるわけです．
一方，PEAや心静止は心臓が弱り切って止まる直前の状態です．電気ショックで心臓を止めてしまうと，むしろとどめを刺すことにつながる可能性があるため，電気ショックの適応にはなりません．

なるほど．4つの波形でも，脈の確認が必要かどうか，電気ショックが有効かどうかで違う2グループに分かれるわけですね．

そうです．覚えにくいかな？

これくらいなら大丈夫です．それにしても，電気ショックが必要かどうかを自動で判断してくれるAEDってありがたいですね．

確かに，そういう見方もできますね．自動で波形を判断してくれるので，心停止だと判断したら，なるべく早くAEDを装着したほうがよいですね．

使えるものは何でも使いましょう．

はい！

コラム④　　**身体で反応しよう！ BLS ！**

　患者に反応がなく，呼吸がない，または正常な呼吸を確認できない，頸動脈が触れないことを確認したら，ただちに胸骨圧迫からBLS（basic life support：一次救命処置）を開始します．
　開始を躊躇したり，反応や動脈触知の確認に時間をかけてはいけません．なぜなら，胸骨圧迫や除細動は，開始時間が遅れれば遅れるほど，救命の可能性が薄れるからです．さらに，BLSで生存率を高めるためには，「胸骨圧迫の速さは100

〜120回/分」「胸骨を少なくとも5cm押す」「胸骨圧迫の中断を最小限にする」などがポイントです．
　そのためには，心停止を認識したら，迅速に的確にBLSが開始できなければなりません．BLSを身体で反応して実践するには，日ごろから繰り返し練習し，スキルを身につけておくことが重要です．

（生田正美）

コラム⑤　　**急変には前兆があるって知っていた？**

　急変とは，「予測を超えた状態の変化」のこと．予期せぬ心肺停止の6〜8時間前には，60〜70％の症例で急変の前兆があるといわれています．
　急変や死に結びつく可能性のある危険な兆候「キラーシンプトン」は，①呼吸の異常（速さ，雑音，苦しそう，動脈血酸素飽和度の急激な低下な

ど）②循環の異常（蒼白，チアノーゼ，冷感，冷汗，脈が弱い・速いなど）③外見と意識の異常（表情，意識，姿勢，話し方など）の3つの視点で観察します．その兆候に気づき行動を起こすことが，予期せぬ心肺停止を未然に防ぐかもしれません．

（生田正美）

謎解き実践！「心停止」チェック問題

心停止の患者さんにモニターを付けたところ，以下の心電図を認めました．
それぞれの名称を挙げて，電気ショックが有効な波形を2つ示してください．

a
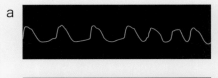

b
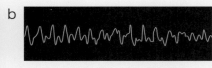

c
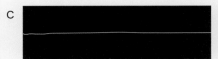

d
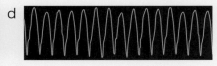

解答と解説

a. 無脈性電気活動（PEA）：心静止やVF，VT以外の波形なのでPEAです．

b. 心室細動（VF）：縦の大きさと横幅がバラバラなのでVFです．

c. 心静止（Asystole）：フラットなので心静止です．

d. 無脈性心室頻拍（pulselessVT）：縦の大きさと横幅が一定なので無脈性VTです．

電気ショックが有効なのは，心臓が動いているbとd（心室細動と無脈性心室頻拍）ですね．

コラム⑥　　学びとリスク

　皆さんが置かれている状況はどのような空間でしょうか．

　慣れ親しんでいて何のストレスもない状況は「コンフォートゾーン（快適空間）」といわれます．この空間では，未知のものに出会うことはありませんし，挑戦もありません．そのため，学習はおきません．

　そこから一歩踏み出した状況を「ストレッチゾーン（背伸び空間）」といいます．自分ができることより少し挑戦を求められるため，失敗するリスクがあります．挑戦や失敗は「学び」につな

がるため，この状況は「グロースゾーン（成長空間）」や「ラーニングゾーン（学習空間）」ともよばれます．

　さらに歩を進めて，未知のものに出会う頻度や対処の難しさ・複雑さが上がった状況を「パニックゾーン（混乱空間）」といいます．ここまでくると失敗するリスクが高いため恐怖に支配され，冷静になれずに学ぶこともできません．

（宮道亮輔）

② 頻脈 その1
RR整・wideQRS（心室頻拍）

問題

心電図モニターでこのような波形が出ていました．
どう判断しますか？

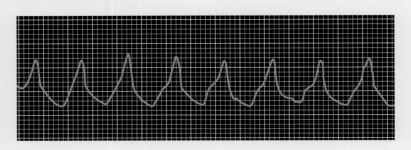

　あっ，これは！

　え～っと，心拍数は150回/分以上と速いです．リズムは整ですね．P波はよくわかりません．QRS波の幅は広くて，T波もよくわかりません．

　おっ，そのとおりです．まとめると，P波が不明なwide QRSの規則的な頻脈ですね．このような表現は，使っていくうちに慣れるでしょう．

　……ということは，心室頻拍（VT）ですね，先生．

　そのとおりです．P波は心房由来でしたね．P波がはっきりしないということは，心房ではなく心室だけで収縮しているということです．QRS波が3mm以上とワイドなのも，心室由来であることを示唆します（心房からの刺激で心室が収縮する際はQRS幅が3mm未満のことが多いです）．
　　心室だけで収縮している頻脈なので，診断は心室頻拍です．

　なるほど．わかりました．

　でも，心室頻拍という名称（診断）が出てこなくても，有澤さんのように基本に忠実に伝えてくれると，われわれは波形を想像できるので助かります．ありがとうございます．

　そう言われると照れちゃいます．

　照れてないで，やることがあるでしょう！

　えっ!?

😊 心室頻拍は，心停止のときの波形の1つでしたね.

😊 ……あっ！

😊 この波形を呈する患者さんは，脈が触れないこともあるのです.

　心室頻拍を見たら，患者さんのところに行って声をかけましょう. 発語があって脈が触れる状態だったとしても，心臓が定期的にけいれんしている状態なので，長引かせないほうがよいです. 早く循環器内科の医師を呼びましょうね.

😊 わかりました. すぐに呼びます.

謎解き実践！「心室頻拍」チェック問題

心電図モニターでこのような波形が出ていました. どう判断して，何をしますか？

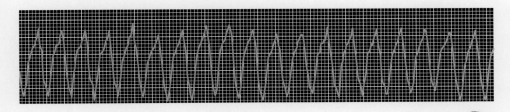

解答と解説

心拍数は約170回/分，リズムはほぼ整，P波はなさそうでQRS波は幅広いです.
（P波が不明なwide QRSの規則的な頻脈）

😊 最初の問題の心電図とは形が違いますが，特徴は同じですね. これも心室頻拍（VT）です.

　心室頻拍を見たら必ずベッドサイドに行って患者さんが呼吸をしているか，脈拍が触れるかどうかを確認しましょう. 医師へのコールはその後でもよいです.

　たまに心電図モニターの電極が外れかかっていたりして心室頻拍様の波形を呈することもあります. 心室頻拍は緊急事態ですが，モニターのトラブルなどによる心室頻拍様波形かどうかの確認くらいはしたほうがよさそうです. なお，呼吸（や脈拍）がなかったら，すみやかに胸骨圧迫を行い，AEDを装着してくださいね. 電気ショックの適応です.

その後の経過

😊 患者さんのもとに駆けつけたところ，意識はあるものの動悸で苦しいとのことでした. バイタルサインを測りつつ循環器内科の医師に報告しました. 駆けつけた循環器内科の医師が，再度状態を確認. 心室頻拍が継続していたため，カルディオバージョン（同期させた電気ショック）を行ったところ，洞調律に戻りました.

😊 循環器内科の医師は，あなたの適切な報告と対応に感謝していました. よかったですね.

③ 頻脈 その2
RR整・narrowQRS（洞性頻脈・上室性頻拍）

心電図モニターでこのような波形が出ていました.
どう判断しますか？

- 👩 え!?　普通っぽいですが…….
- 👨 よく見てみて.
- 👩 えっと，心拍数は150回/分程度で頻脈ですね．リズムは整です．波形は……，あっ，P波がわかりません．でも，さっきと違ってQRS波の幅は狭いです．T波は普通にありそうです.
- 👨 そうです．基本に忠実に読むことが大切ですね.

　この心電図は，P波は不明ですがリズムが整なnarrow QRSの頻脈です．今回は，QRS波が3mm未満なので，幅が狭い（narrow）波形です．前項（p.38参照）で，幅が広い（wide）QRS波は心室由来とお伝えしましたが，その逆で幅が狭いQRS波は心房（上室）からの刺激で心室が収縮しているといわれます．そのため，このようなnarrow QRSでリズムが整の頻脈を上室性頻拍といいます．心房のどこが原因で頻脈になっているかで，さらに細かい分類がありますが，それは専門書に任せることにします.

　このような状態のときに有澤さんにしてもらいたいことは…….

- 👩 患者さんのところに行きます.
- 👨 行って何をするの？
- 👩 症状を聞きながらバイタルサインを測ります.
- 👨 そう，それが大切ね.
- 👩 上室性頻拍でも，患者さんの血圧や酸素飽和度（SpO$_2$）が低下していれば緊急で電気ショックをして治療したほうがよいでしょう．バイタルサインが落ち着いていれば，薬剤で治療することが多いです.

　では，P波がしっかり見えている次のような頻脈は何といいますか？

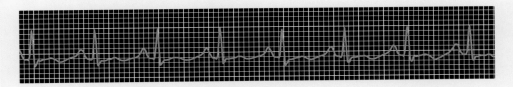

👩 普通の頻脈ってことですよね. えっと……….

👨 洞性頻脈よ.

👩 あ, なるほど.

👨 そうです. リズムが整で, 波形も通常どおり問題ない頻脈は洞性頻脈といいます.

　　洞性頻脈は不整脈とは少し違い, 発熱や甲状腺機能亢進症など他の病気の症状として現れることが多いです. 洞性頻脈を見たら, 他に何かつらいことがないかを確認しましょう.

　　まあ, 他の不整脈も疲れがたまっていたり, 心筋梗塞があったりと, 他の何らかの異常に伴って出てくることが多いのですけどね.

👩 わかりました. これも「病気を診ずして病人を診よ」につながってくるんですね.

👨 そのとおり！

謎解き実践！「洞性頻脈・上室性頻拍」チェック問題

心電図モニターでこのような波形が出ていました. どう判断して, 何をしますか？

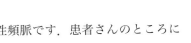

● 解答と解説

心拍数は120回/分で頻脈.

リズムは整で, 波形はP波があって幅の狭いQRS波もあり,

T波の形も問題なさそうです（リズムが整でP波がはっきりしているnarrow QRSの頻脈）.

👩 P波もはっきりしているQRS幅の狭い頻脈なので, 洞性頻脈です. 患者さんのところに行ってバイタルサインや症状を確認しましょう.

● その後の経過

👩 体温を測ったら38.5℃ありましたが, その他のバイタルサインは異常ありませんでした. 発熱の影響で頻脈になっていたようです. 担当医に連絡し, 熱の原因を調べるとともに, 解熱剤を使いました. 発熱が落ち着いたら頻脈も落ち着きました.

④ 頻脈 その3
RR不整（心房細動）

問題

心電図モニターでこのような波形が出ていました.
どう判断しますか？

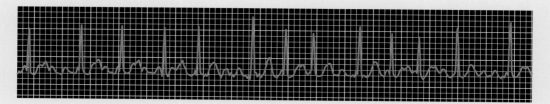

- これもよく見る波形ですね.
- パッと見て判断できるかもしれませんが，一応基本に忠実にいきましょう.
- 心拍数は……測るのが大変ですが, 表示は105回/分になっています. リズムは不整です. P波はよくわかりませんが，たくさんある感じ？でしょうか. QRS波の幅は狭くて，T波は普通にある感じがします.
- そのとおりです. だいぶ評価に慣れてきましたね. 簡単に言うと，リズムが不整でP波がはっきりしないnarrow QRSの頻脈ですね.

  前項（p.40参照）で伝えたように，QRS波の幅が狭いので上室性の不整脈ですね. リズムが不整の上室性の不整脈は，ほぼ心房細動（AF）です. 心房が不規則にけいれんしていてP波がはっきりしないのが心房細動なので，確かにP波もよくわからないですよね.
- 確かに. この場合は，「心房細動です」と伝えてもよいのですか？
- 自分の中で確定していれば，病名で伝えてもいいですよ. でも，よくわからないときは，基本どおりが無難だと思います. 基本的な伝え方を覚えておけば, とっさの場合も焦らずに済むと思いますので，基本を覚えておきましょう.
- 心房細動でも頻脈で患者さんが苦しいようなら薬を使って心拍数のコントロールを行ったりするから，必ず患者さんを診に行ってね.
- わかりました.

AF：atrial fibrillation, 心房細動

謎解き実践！「心房細動」チェック問題

心電図モニターでこのような波形が出ていました。どう判断して，何をしますか？

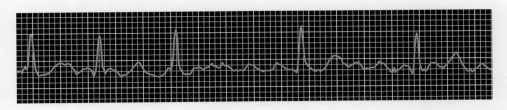

● 解答と解説

心拍数は105回/分でリズムは不整，
P波ははっきりしないnarrow QRSの不整脈です．

narrow QRS（QRS幅が3mm以内）なので上室性の不整脈．リズムが不整でP波がはっきりしないため，心房細動と考えられます．患者さんのところに行って症状やバイタルサインを確認しましたが，とくに異常はないようでした．

● その後の経過

心房細動の患者さんは血栓ができやすくなり，脳梗塞を起こすリスクがあるため，抗凝固薬の内服が始まりました．一次的な心房細動（発作性心房細動）など，モニターを付けていないとわからないこともありますので，気づいたら報告したほうがよいですね．

コラム⑦　　看護師としての学習

　看護師として，学び続ける必要性に対して異議を唱える人はいないと思います．しかし，学習ってそもそも何なのか，学習とよく似た言葉の勉強との違いを考えたことはありますか？

　学習と勉強の違いを表4のように述べている人がいます．重要なことは，学習は自発的な行為であり，あらゆる人・モノ等との関わりを楽しむ行為ということです．知識の獲得や実践的なスキルの習得だけでなく，ともに働く他者や患者1人ひとりとの出会い・関わりの中での酸い・甘いを噛みしめながら，いち人間としても成長をしていくことが，看護師としての学習といえると思います．

（政岡祐輝）

表4　学習と勉強の違い

学習	勉強
自らの仮説を立て，それを検証していくプロセス	すでに正解がある問いに対して，答えを探し出す作業
自ら進んでわからないことに挑戦しようとする自発的な行為	正解に至る最速のプロセスを探し出す作業
モノや人や事柄と出会い，対話し，他の人の思考や感情との出会いを楽しむ行為	基本的には誰とも対話をしない

（高橋一也：世界で大活躍できる13歳からの学び．p.93〜107，主婦と生活社，2016．を参考に作成）

5 徐脈 その1 房室ブロック

問題

心電図モニターでこのような波形が出ていました．
どう判断しますか？

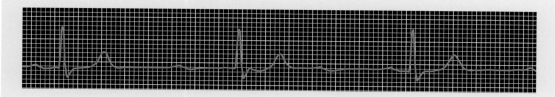

👦 これも普通そうに見えますね．

👩 ええっ!? よく見て．

👦 はい．えっと，心拍数は40回/分です．ああ，遅いですね．

👩 そうです．徐脈(徐拍)ですね．そして？

👦 P波はありますが，QRS波との距離がバラバラな気がします．QRS波の幅は狭くて，T波の形も問題なさそうです．

👩 そうですね．基本の読み方・伝え方としてはそれでいいと思います．P波とQRS波とが連携していない徐脈ですね．では，RR間隔は均一ですか？PP間隔は？

👦 QRS波だけを見ると間隔は均一ですね．P波もよく見てみると均一に出ていると思います．P波のほうがQRS波より回数は多いです．

👩 そのとおり．P波もQRS波も定期的に出ているのに，その連携ができていないですね．普通はP波(＝心房の収縮)に連動してQRS波(＝心室の収縮)が起こりますが，心房の活動と心室の活動が完全にブロックされて分かれています．これは完全房室ブロックです．

　房室ブロックは，洞結節から心臓を動かそうという指令は出ているのに心室に反映されない状態なので，体や脳に十分な血液を送ることができなくなり，失神したり血圧が下がったりします．

　心房から心室への伝達がどの程度つながっているか(ブロックされているか)で3段階に分けられます．Ⅰ度は「伝達に時間はかかるけれど，つながっている状態」，Ⅲ度は「まったくつながっていない(心房と心室が連携せず勝手に動いている)状態」で，その間のⅡ度は「つながったり切れたりする状態」です．そのつながり方(切れ方)で，Ⅱ度はさらに3つの波形の見え方があります(**図2**)．

Ⅰ度房室ブロック：心房と心室の伝導が遅くなっているがつながっている

P波とQRS波の間が大きい1マス（0.2秒）以上空いている（QRS波は落ちない）

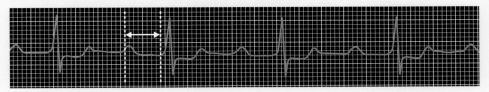

Ⅱ度房室ブロック：心房と心室がつながったり切れたりしている

①ウェンケバッハ型（Wenckebach type）
P波とQRS波の間隔が徐々に延びて落ちる

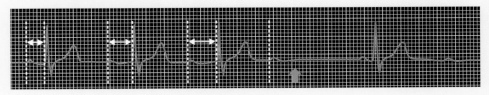

②モビッツⅡ型（Mobitz type Ⅱ）
P波とQRS波の間隔は変わらないが，突然QRS波が落ちる

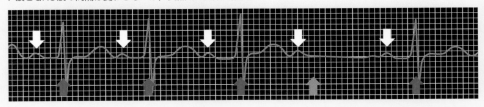

③2：1ブロック
P波とQRS波が1回つながって，次の1回は落ちる

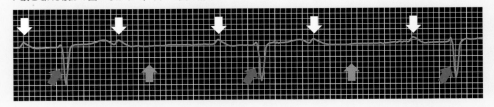

Ⅲ度房室ブロック（完全房室ブロック）：心房と心室のつながりが完全に切れている

P波とQRS波がバラバラで，それぞれは規則正しく出ている

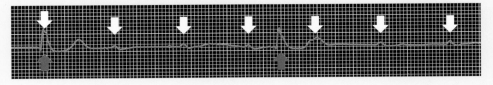

図2 房室ブロックの種類

⇨：P波，➡：QRS波，➡：本来QRS波があるはずの場所

謎解き実践！「房室ブロック」チェック問題

心電図モニターでこのような波形が出ていました．
どう判断して，何をしますか？

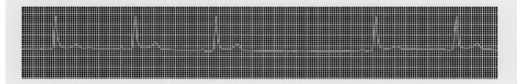

● 解答と解説

心拍数は40回／分程度で徐脈．
リズムはときどき脈が落ちるため不整．
P波はあってPQ間隔は一定ですが，ときどきQRS波が落ちます．
QRS幅は狭く，T波は異常なしです．

- ときどきQRS波が落ちるのでⅡ度房室ブロックですね．PQ間隔が一定で突然QRS波が落ちるため，MobitzⅡ型と思われます（ここまでの診断は，慣れるまではできなくてもよいです）．
- 患者さんのところに様子を見に行ったら，冷や汗をかいていて苦しそうです．バイタルサインを測ったところ，血圧86／42mmHgと低値でした．
  徐脈があることから循環器内科に連絡し，血圧の値などを伝えました．

● その後の経過

- 循環器内科医が到着し，血圧が低いことから症候性（症状を呈する）徐脈と判断し，経皮ペーシングを行いながら，ペースメーカーの挿入を行うことになりました．
- 経皮ペーシングは，モニタ付き除細動器についている機能の1つです（ペーシング機能がついていないモニタ付き除細動器もあります）．AEDのようなパッドを貼って体表から心臓を刺激して収縮させる治療です．中級者向けの機能ですが，覚えておくとよいと思います．

心電図でおさえておきたい15波形！

⑥ 徐脈 その2
洞不全症候群

問題

心電図モニターでこのような波形が出ていました．
どう判断しますか？

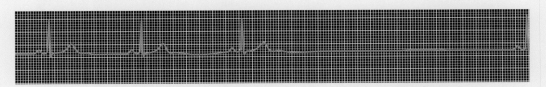

🧑 また徐脈ですね．脈（心拍と心拍の間）が延びています．

👩 だ・か・ら，それじゃうまく伝わらないのよ．

👨 基本に忠実にいきましょう．

🧑 はい．心拍数は40回/分くらいで，リズムは一部不整です．P波はありますが，途中で数秒間出なくなりましたが最後に再開しています．P波の後で幅の狭いQRS波が出ています．T波も普通に見えます．

👩 そのとおりです．P波が出ない時間が数秒ありますね．

　このようなP波の間隔が延びる徐脈で他に原因がないものを洞不全症候群といいます．マラソン選手などのスポーツ心臓といわれる生理的な徐脈（治療の必要なし）や，電解質異常や甲状腺機能低下などによる二次性の徐脈（原疾患の治療が必要）などは洞不全症候群には入りません．

　房室ブロックと同じように心臓ががんばりたい（たくさん活動して血液をたくさん送りたい）ときでもがんばれない状態で，失神を起こしたりするので注意が必要です．

　洞不全症候群も3つのタイプに分かれます（次ページ・**図3**）．

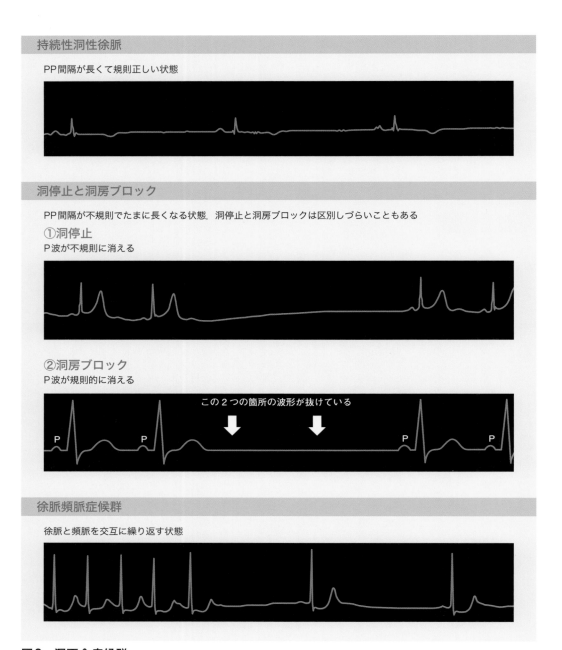

図3 洞不全症候群

謎解き実践！「洞不全症候群」チェック問題

心電図モニターでこのような波形が出ていました．
どう判断して，何をしますか？

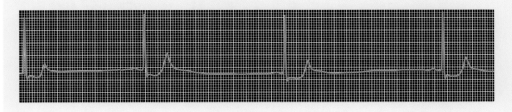

解答と解説

心拍数30回/分程度の徐脈．リズムは整，P波はあって，
P波の後に幅の狭いQRS波が出ていますが少ないです．
T波は普通にありますが，ST部分は下がっているようにみえます．

　リズムは整でP波が少なく，徐脈になっているので，洞性徐脈です．他に異常がないよう
なら持続性洞性徐脈で，洞不全症候群の1つになります．患者さんのところに行って，意識
やバイタルサインを確認しつつ，循環器内科の医師に報告しましょう．

その後の経過

　患者さんのもとに行って確認したところ，数秒ほど意識を失っていたようです．バイタル
サインには異常を認めませんでしたが，これまでも意識消失発作が何度かあったようなの
で，到着した循環器内科の医師によりペースメーカーが挿入されることになりました．

コラム⑧　検査所見ではなく，患者を看る

　「病気を診ずして病人を診よ」は，ビタミンの父とよばれる高木兼寛先生（慈恵大学の学祖）の言葉です．

　本書は検査所見の読み方の本です．本書の意義を否定することになるかもしれませんが，検査所見（を通して病気をみる）よりも患者さん本人を看てください．患者さんの症状やバイタルサイン，困っていることはどうなのかを確認す

ることが最も大切です．

　われわれが治療しているのは検査所見でも病気でもなく，患者さんです．検査所見が改善して病気が治っても，患者さん本人が不幸になるようではいけません．患者さんに幸せになってもらうための手段として医療があるので，目的と手段とを間違えないようにしましょう．

（宮道亮輔）

⑦ ST変化
急性冠症候群・ブルガダ症候群

問題

心電図モニターでこのような波形が出ていました．
どう判断しますか？

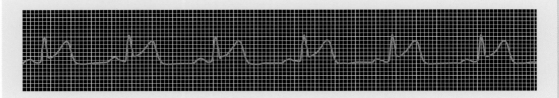

😊 いよいよね！

😟 これは……．え～っと，まず心拍数は75回/分程度で，リズムは整です．P波やQRS波は問題なさそうですが，ST部分が上昇しています．

😊 そのとおり．目立つところに目が行きがちですが，基本に忠実に見ることが大切です．

😟 このような心電図を見たら……．

😊 患者さんのところに行って症状を聞いたり，バイタルサインを確認します．

😊 そのとおり．あとは12誘導心電図もとって，過去の心電図も用意しておくといいわね．

😟 はい．

😊 ST部分が心電図の基本的な線(基線)から1mm以上あがっている場合はST上昇，1mm以上下がっている場合はST低下と表現します(次ページ図)．12誘導心電図をとって，2つ以上の誘導で確認できれば異常と判断できます．

　どちらも心筋梗塞や狭心症などの冠動脈疾患を示唆する重要な所見です．とくにSTが上昇している心筋梗塞をSTEMI(ST上昇型心筋梗塞)とも表現します．心筋梗塞は冠動脈が閉塞して心筋が壊死していくため，治療開始時間が予後に影響します．急ぎましょう！

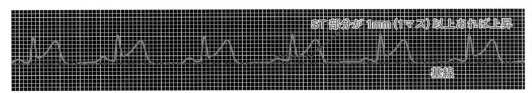

【ST上昇の見方】

実はさらに情報があります．今回はモニター心電図で判断しましたね．誘導は何ですか？

えっと，Ⅱ誘導にしていることが多いです．

そうですね．Ⅱ誘導でSTが上がっているということは……？

あっ！ 心筋梗塞の場所を示唆していると聞いたことがあります．

そのとおりです．責任病変といいますが，心臓のどの部分が傷害を受けているか（どの冠動脈が閉塞しているか）について，どの誘導で異常が出ているかで類推することができます．
次の12誘導心電図はどうでしょうか？ 心拍数やリズムは省略してよいですよ．パッと見て気づくことはありますか？

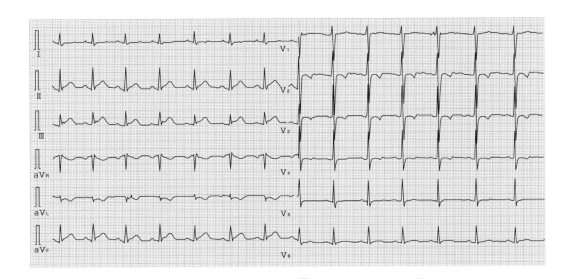

この12誘導心電図を見て，
何か気づくことはありますか？

👧 II，III，aVF誘導でST部分が上昇しています．

🧑 それから，V₂からV₄誘導でST部分が低下してT波も下向き（陰転化）に見えますね．

👧 そうです．このように，II，III，aVF誘導でST部分が上昇している場合は，心臓の下壁に梗塞があることが多いです．

そして，責任病変の逆側のST部分が下がるのも心筋梗塞に特徴的です．このような変化を対側性変化や鏡面像といいます．今回の心電図では，下壁の対側は前壁なので，前壁を示唆するV₂～V₄誘導でSTが低下しているのです（逆に前壁梗塞では，V₂～V₄誘導でSTが上昇して，II，III，aVF誘導でSTが低下します）．

皆さんは，3つの場合を覚えていてください．心臓の模式図を以下に示します．CTと同じように，心臓を水平に切って足のほうから見上げたと思ってください．

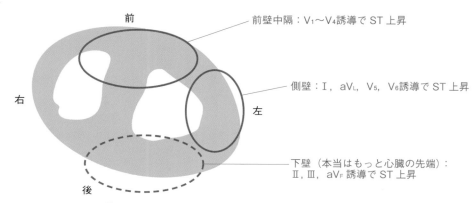

【心筋梗塞が起きている場所と心電図誘導の関係】

👧 傷害を受けた心筋の範囲の違いで，どの誘導までST上昇が起きるかが変わります．そこが臨床の面白さですね．

🧑 そういえば，少し変わったST上昇も見たことがあるんですけど（**下図**）．

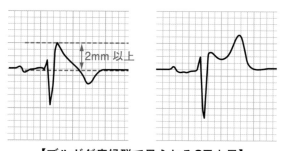

【ブルガダ症候群で見られるST上昇】

👧 マニアックですね．これは，Brugada症候群で見る波形ですね．これらはモニターで見る四肢誘導ではなく，V₁～V₃誘導で見える波形です．どちらもSTが上昇して見えますね．

🧑 はい．

　左はコーブド(coved)型といって，弓のような形(に見えますか？)で，S波の後に2mm以上のST上昇を認めます．右はサドルバック(saddle back)型といって，馬の背のような形です．左のコーブド型のほうが危険度が高く，突然死する可能性があるといわれています．このような心電図を見たら，患者さんに失神の既往や，突然死の家族歴があるかを確認しましょう．

謎解き実践！「ST変化」チェック問題

心電図モニターでこのような波形が出ていました．
どう判断して，何をしますか？

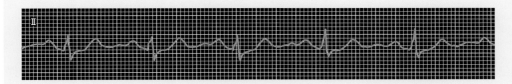

解答と解説

心拍数は70回/分程度でリズムは整です．
P波とQRS波は問題なさそうですが，ST部分が低下しています．

　急いで患者さんのところに行って，症状を確認したら，胸が締めつけられるようで冷汗も出るとのこと．バイタルサインには異常を認めませんでしたが，12誘導心電図をとりつつ循環器内科の医師にコールしました．

その後の経過

　血液検査ではCK(クレアチンキナーゼ)やトロポニンが上昇しており，やはり心筋梗塞だったようです．循環器内科医がカテーテル治療を行うことになりました．

⑧ 期外収縮
上室性・心室性期外収縮

問題

心電図モニターでこのような波形が出ていました．
どう判断しますか？

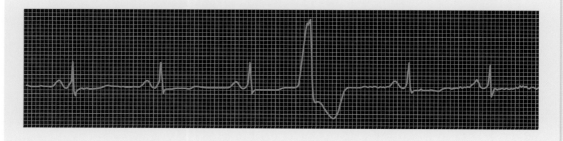

🙂 あっ！ この波形，見たことあります．

😊 どう表現する？

🙂 「よくわからないときは基本に忠実に」ですね．

😊 そのとおりです．

🙂 心拍数は75回/分程度でリズムは一部不整です．基本的にはP波と幅の狭いQRS波がありますが，P波がなくて幅の広いQRS波と陰性T波が1回だけ混じっています．

😊 おっ，さすがですね．
　確かに，基本的には異常なさそうですが，P波がなくてQRS幅が4mm程度と広い波形が1つ混じっていますね．このように，予定された収縮よりも早く起こる収縮を期外収縮といいます．期外収縮が起こると，正規の収縮はパスされて起こらなくなってしまいます．
　期外収縮は数回であれば患者さんも気づかないこともあるくらいで，大きな異常ではありません．しかし，頻発すると心房細動や発作性上室性頻拍，心室細動などにつながることもあるため注意が必要です．
　期外収縮も，刺激が起こる場所によって大きく2つに分かれます．

🙂 QRS幅が狭いものと広いものですね．

😊 そのとおりです．幅の狭いQRS波はどこ由来でしたっけ？

🙂 心房由来だったと思います．

😊 そうですね．P波が見えて幅の狭いQRS波なら上室性期外収縮(PAC)です．

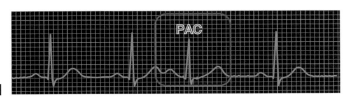

【上室性期外収縮（PAC）】

👩 変化球として，形のおかしなP波に続く幅の狭いQRS波は房室接合部期外収縮（PJC）といいます．そして，P波がなくて幅の広いQRS波は心室性期外収縮（PVC）といいます．

👨 では，最初の問題の答えは，心室性期外収縮ですか？

👩 そのとおりです．

謎解き実践！「期外収縮」チェック問題

心電図モニターでこのような波形が出ていました．
どう判断して，何をしますか？

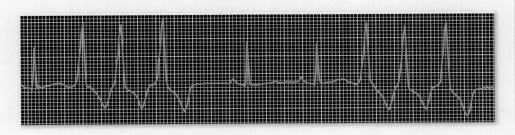

解答と解説

心拍数は80回/分程度で，リズムは不整．
P波や幅の狭いQRS波はありますが，P波がなく，
幅の広いQRS波が3回連続で入ることを繰り返しています．

👩 P波がなくて幅の広いQRS波なので，心室性期外収縮ですね．3連発の心室性期外収縮を繰り返している状態です．だいぶ不安定な心電図といえます．患者さんのところに行ってみると，ドキドキして苦しいようですが，バイタルサインが異常になるほどではないようです．その旨を主治医（や循環器内科の医師）に伝えましょう．

その後の経過

👩 主治医から血液検査の指示が出ました．結果を見てみると，血中のカリウム濃度が低かったようです．患者さんに安静にしてもらい，カリウムを補充したところ期外収縮の回数も減りました．

PAC：premature atrial contraction，上室性期外収縮
PJC：premature junctional contraction，房室接合部期外収縮
PVC：premature ventricular contraction，心室性期外収縮

⑨ T波の増高

問題

心電図モニターでこのような波形が出ていました．
どう判断しますか？

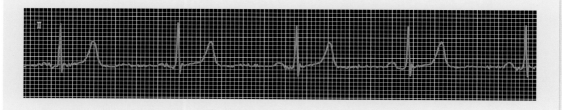

👤 何か変ですか？

👩 一見，普通そうに見えますが，T波を見てください．
　　T波の高さは四肢誘導では5mm以下（胸部誘導では10mm以下），またはR波の半分以下
が正常です．この心電図はどうでしょうか？

👤 T波がR波の半分以上あって高いです．形も尖っているように見えます．

👩 そのとおり．このように鋭く高いT波をテント状T波と呼びます．高カリウム血症で特徴
的に見られます．なお，高カリウム血症が進行すると，下の図のようにP波が消失してQRS
幅も広がり，最終的には心停止に至ります．早めに報告して対処することが必要です．

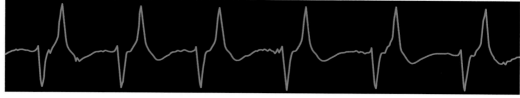

【P波が消失しQRS幅も広がったテント状T波】

謎解き実践！「T波の増高」チェック問題

心電図モニターでこのような波形が出ていました．
どう判断して，何をしますか？

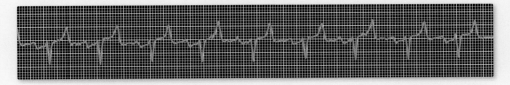

● 解答と解説

心拍数は80回／分程度で，リズムは整です．
P波はありますが，QRS波は陰性成分が強いです．
T波は増高していて先端が尖っており，テント状T波が疑われます．

患者さんは無症状でバイタルサインも異常は認めませんでしたが，主治医に報告しました．

● その後の経過

主治医から採血の指示が出たので実施したところ，高カリウム血症があり治療を開始しました．

コラム⑨　　**経験から学習すること**

　経験から学習するには，「経験→省察→概念化→実践」というサイクルが有名です．要は，何を経験して，その経験からうまくいったこと・うまくいかなかったことの評価や原因への分析，そこからの教訓・次に活かすレパートリーを得られるか，そして次の実践で試せるか，といったサイクルを回せるかということになります．

　急変や大きな失敗だけが学びにつながる経験というわけではありません．臨床で遭遇する出来事は，1つとして同じものはないはず．日々経験する出来事からもいろんなことを学び得ることができます．重要なのは，経験に対して自覚的になり，回せるかどうかです．それにより経験が出来事体験になってしまうのか，学習となるのかが変わります．

（政岡祐輝）

　除細動とは，「心臓に衝撃を与え，VFや無脈性VTを含むあらゆる電気的活動を一時的に停止させる」[1]ことで，心臓の動きをリセットするとも表現できます．モニター付き除細動器にはAEDや経皮ペーシングなどさまざまな機能が搭載されていますが，ここでは，一番基本となる致死的不整脈の際の除細動器の使い方について説明します（表5）．

　除細動器にはAEDモードも搭載されています．医師がいないときは，AEDモードに切り替え，すばやい除細動を行いましょう．皆さんの部署の除細動器を一度確認しておくとよいでしょう．

（増永恵子）

表5　致死的不整脈の際の除細動器の使い方

手順	方法
1	除細動器は，実施するスタッフ側に配置します（➡）． 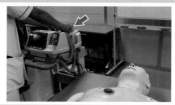
2	電源を入れ，電極を装着します． 電源は，ダイヤルを「モニタ」というところ（○）に設定すると入ります． 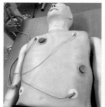 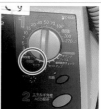
3	モニターの下にある「誘導切換」ボタン（①）を押し，Ⅱ誘導になっていることを確認します（②）． （電源を入れるとⅡ誘導で立ち上がる機種もあります） 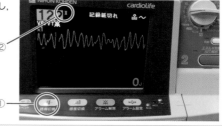
4	皮膚障害防止のために，専用の除細動パッド（使い捨て）を貼付するか，ペーストを塗るか，専用のジェルパッドをあててからパドルをあてます． （パッドを使用する場合は，AEDパッドのように患者の胸に装着し，パッド用のコネクターに切り替えます） 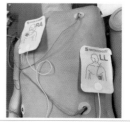
5	医師の指示に従い，必要エネルギーに設定します． ＊皆さんの所属部署にある除細動器の種類により，推奨されているエネルギー（ジュール数）は異なります（○）． 　近年，多くの除細動器は二相性（バイフェージック）であることが多いです．単相性（モノフェージック）は電流が一方向に流れるだけですが，二相性は電流が流れて戻ってくるため，単相性の除細動器と比べて少ないエネルギーで同等の効果が得られます．左の写真では，白抜きで強調されている150Jが推奨エネルギーであることを知っておいてください．ただし，小児に使用する場合は例外です． 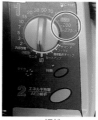 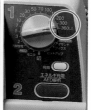 二相性　　　　　　単相性 （バイフェージック）（モノフェージック）

6　パドルを使用する場合は，パドルを患者の胸壁に当てた後に充電ボタンを押します（①）．パドルは，「APEX」と記載されているほうが心尖部になります．胸壁が少しへこむくらい力をかけ，「STERNUM」側にある，パドルコンタクトがすべて点灯するのを確認しましょう．

パドルコンタクト（○）が点灯するには，患者さんの胸壁に当てた際に約10kgの力が必要です．

使い捨てパッドを装着している場合は，充電ボタンを押します（②）．

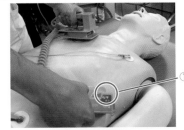
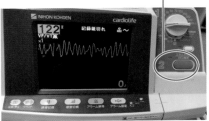
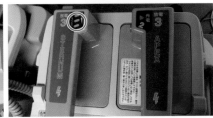

7　周囲に患者から離れるように伝え，酸素も外し，離れましょう（写真はパッドを装着した場合を示しています）．

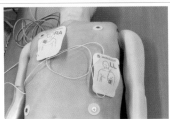

8　充電完了後，安全のために必ず目で見て，「私よし，あなたよし，周りよし，酸素よし」と誰も患者に触れておらず，酸素も離れていることを確認します．

9　最終波形が，除細動適応であることを確認し，放電ボタン（①）を左右同時に押します（パッドの場合は放電ボタンを押します．②）．

パドルの場合

パッドの場合

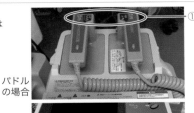
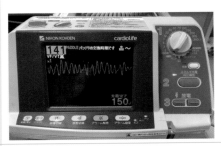

10　ショック後は，パドルを元の位置にすみやかに戻して胸骨圧迫を再開します．パッドははがさず，貼ったままにして胸骨圧迫を再開します．
（詳細は心肺蘇生のテキストに譲りますが，除細動後は波形を確認せずに胸骨圧迫を再開しましょう）

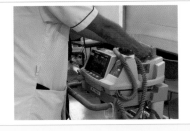

引用・参考文献
1）American Heart Association：ACLSプロバイダーマニュアル AHAガイドライン2015準拠．シナジー，p.96，2017．
2）石井はるみ編著：はじめてのICU看護．メディカ出版，p.38-39，2014．
3）佐藤憲明監修：これでうまくいく！ 場面・状況別 心肺蘇生の技術．月刊ナーシング 34（4）：68-69，学研メディカル秀潤社，2014．
4）日本救急医学会ICLSコース企画運営委員会ICLSコース教材開発ワーキング編，小倉真治監，山畑佳篤著：改訂第4版 日本救急医学会ICLSコースガイドブック．羊土社，2016．

**先輩看護師からのアドバイス(つぶやき)
〜先輩にも個別性のある対応を〜**

　皆さんは,患者さんに応じて対応を変えるという経験はありませんか? おそらく患者さんの性格,生活背景,育ってきた環境等を考慮しながら,個別性のある対応をしていると思います.

　では,先輩に対してはどうですか? 顔色を伺いながら業務を進めることはありませんか? 苦手な先輩と働くときは,緊張するし,あまり関わらず穏便に過ごしたいものですね.さまざまな年代の先輩は,患者さん同様,性格,生活背景,育ってきた環境,今の病棟で働くに至った経緯等さまざまです.そして,教わってきた方法も異なります.

　そう考えると,先輩に対しても,個別性のある対応をしてみてはいかがでしょうか.患者さんに対応できるのだから先輩にもできると思います.実は,先輩も皆さんと同様,皆さんとの関わり方について悩んでいるかもしれません.

　個別性のある対応をすることで,先輩の違った一面が垣間見え,今まで以上に人間関係がスムーズに運ぶかもしれません.

(増永恵子)

先輩や医師に報告しよう! SBAR

　皆さんは,先輩・医師に患者さんの報告をしたときに,「それで?」「で?」と言われた経験はありませんか? その場合,その報告では,患者さんの「何かおかしい」が伝わらなかった可能性があります.

　そこで,簡潔明瞭に報告する方法としてSBARを紹介します(**表6**).SBAR とは,チームとしてよい実践と患者安全を高めるためのツールで戦力の1つです.SBARを用いることで,

即時に注意喚起と対応が必要である重要な情報を伝達することが可能です.

　「何かおかしい」を表現するには,皆さんの学んできた「点と点の知識」が「線」になることが必要です.専門職業人として,患者さんの利益を最大限に考え,相手が誰であろうが,必要なことを明確に報告できるようになりましょう.

(増永恵子)

表6　SBARの例

例:60歳男性.既往歴:高血圧.2週間前から増強する腹痛で入院した.血管系の疾患を疑い造影CT実施.造影剤注入後,「息がしにくい」と言い始めた.
　バイタルサインは,血圧:94/52mmHg,脈拍:110回/分,呼吸数:30回/分,SpO$_2$:92%(room air),意識レベル:JCS I-2.喘鳴と,全身に発赤あり.

S	situation	包括的状況	放射線室です. 60台男性がショック状態です.
B	background	臨床経過 症状や程度,意識状態,身体所見,バイタルサイン等	腹痛の精査のため,造影CT実施中,造影剤注入後に息苦しさと喘鳴,全身の発赤を認めています.頻脈と血圧,SpO$_2$の低下,意識障害を認めます.
A	assessment	状況分析の結論	アナフィラキシーショックが疑われます.
R	recommendation	要望・要請	大至急,放射線室に来てください.

(文献1)p.126,文献2)p.59-60をもとに作成)

参考文献
1) 東京慈恵会医科大学附属病院看護部・医療安全管理部編著:ヒューマンエラー防止のためのSBAR/TeamSTEPPS®.日本看護協会出版会,2015.
2) 池上敬一ほか編著:患者急変対応コースfor Nurses ガイドブック.p.56-60,中山書店,2008.
3) 川瀬正樹,濱本実也:報告に迷った時この1冊! 夜勤のドクターコール.日総研,2008.

●心電図でおさえておきたい15波形！まとめと練習問題●

1）次の文の（　）を埋めてください．

心電図を見たらまずは（　①　）数を測り，その後（　②　）を見る．

（　①　）数は（　③　）波と次の（　③　）波の間隔の大きなマス数を数えて，300をマス数で割ると概算できる．

（　②　）は（　③　）波の間隔を調べると，整か不整かわかりやすい．

2）左の心電図と，右の所見を線で結んでください．

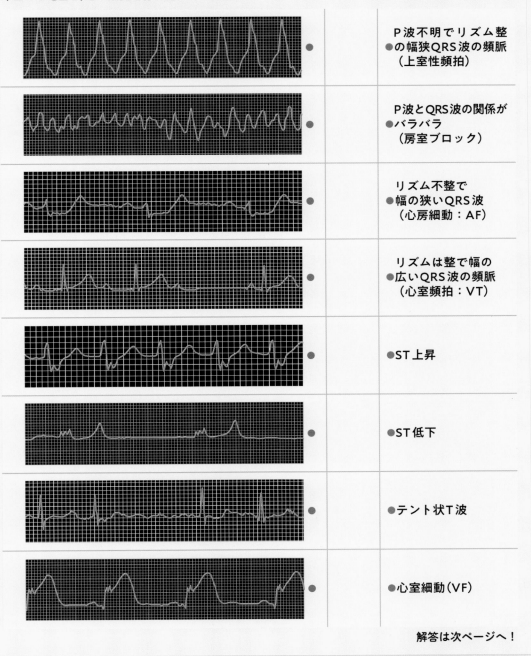

P波不明でリズム整
●の幅狭QRS波の頻脈
　（上室性頻拍）

P波とQRS波の関係が
●バラバラ
　（房室ブロック）

リズム不整で
●幅の狭いQRS波
　（心房細動：AF）

リズムは整で幅の
●広いQRS波の頻脈
　（心室頻拍：VT）

●ST上昇

●ST低下

●テント状T波

●心室細動（VF）

解答は次ページへ！

1)の解答　①心拍,②リズム,③QRS

　心電図を見たらまずは(**心拍**)数を測り,その後(**リズム**)を見る.

　(**心拍**)数は(**QRS**)波と次の(**QRS**)波の間隔の大きなマス数を数えて,300をマス数で割ると概算できる.

　(**リズム**)は(**QRS**)波の間隔を調べると,整か不整かわかりやすい.

2)の解答

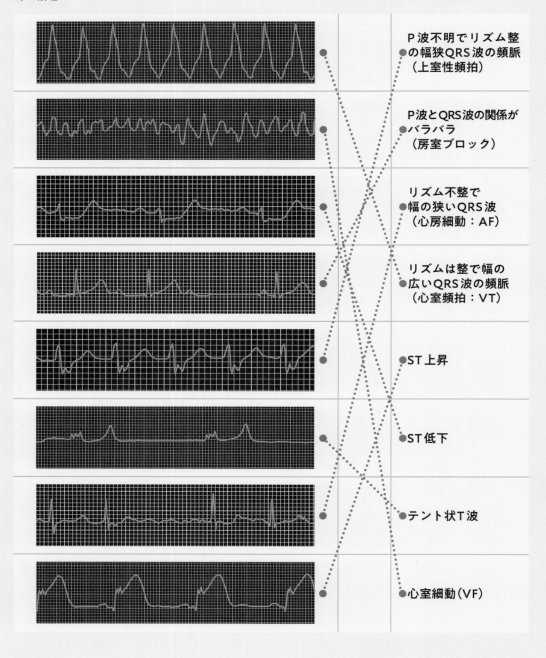

P波不明でリズム整の幅狭QRS波の頻脈（上室性頻拍）

P波とQRS波の関係がバラバラ（房室ブロック）

リズム不整で幅の狭いQRS波（心房細動：AF）

リズムは整で幅の広いQRS波の頻脈（心室頻拍：VT）

ST上昇

ST低下

テント状T波

心室細動（VF）

X線画像でおさえておきたい8所見！

まずはコレ！ 胸部X線画像の読み方のキホン

問題

発熱, 咳, 痰がある患者さんの胸部単純X線撮影を行いました. 次の画像を読影してください.

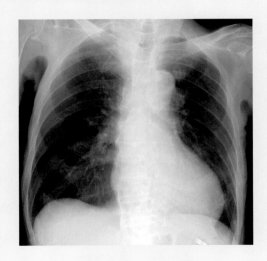

レントゲン写真[注]ですね. 私, 苦手なんです. あまり見ないですし…….

確かに, 最近はすぐにCTを撮りますから, 若手はあまり見ないかもしれません.

単純X線画像は病室でも撮影できるためCTに行けない状況でも使用できますし, ドレーンなどのデバイスの位置確認でも使います. 代表的な所見は読影できるようになっておくとよいですね.

わかりました. がんばります. でも, できるだけ簡単に教えてもらいたいです.

承知しました. X線画像を読影する際も心電図と同じように, 基本的な見方を身につけると抜けがなくなってよいと思います.

X線も他の検査と同じように, 病態や疾患を考えてそれを確認するためにオーダーされています. どのような病態を考えていたらどの部分に注意するかも覚えておきましょう.

わかりました.

{ X線画像の基本的な読み方 }

胸部単純X線画像の読み方の基本は，①心胸郭比(CTR)，②肺門部，③大動脈，④横隔膜（とCPアングル：肋骨横隔膜角），⑤肺野，⑥胸壁です(図4).

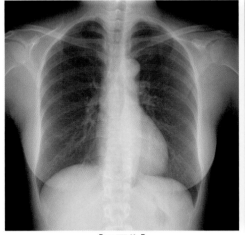

【正面像】

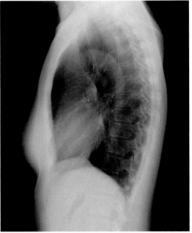

【側面像】

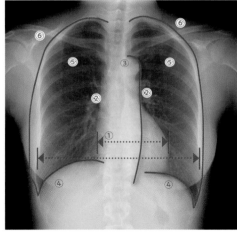

図4　正常の胸部X線画像

上と同じX線画像に①～⑥を書き込んだものです.
①心胸郭比(CTR)
②肺門部
③大動脈
④横隔膜（とCPアングル：肋骨横隔膜角）
⑤肺野
⑥胸壁

注：レントゲン写真は，正式にはX線写真（X線検査，X線画像）といいます.
　1895年にドイツの物理学者ウィルヘルム・C・レントゲン博士がエックス線（X線）を発見したことにちなんで，レントゲン写真（レントゲン検査）と通称されることもあります.厳密な意味でのレントゲン写真は右です.たまにこだわる人がいるので，知っておくと役立つかもしれません.

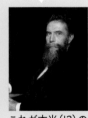

これが本当(!?)のレントゲン写真

この読影法は，概要をつかむための読影法です．肺がんなどの細かい異常を見つけるためのものではないので注意してください．それでは，以下の表7で順番に見ていきましょう．

表7　胸部X線画像の注目点

注目点	異常と関連する疾患・病態
①心胸郭比 （cardio-thoracic ratio：CTR）	「心臓の幅÷胸郭の幅」で計算します． 正常は50〜55%以下で，それ以上ある場合は心拡大です．
②肺門部	肺門部の白い部分が広がっていたら， うっ血（心不全，肺水腫の増悪など）を疑います．
③大動脈	大動脈が横隔膜部分まで追えるか確認します． 追えない場合は，肺炎や腫瘤などが大動脈に接して（心臓の裏に隠れて）いる可能性があります．
④横隔膜 （とCPアングル：肋骨横隔膜角）	横隔膜が中央から端（胸壁）まで追えるか確認します． 追えない場合は，肺炎や腫瘤などが横隔膜に接している可能性があります． また，肋骨と横隔膜で作る角（CPアングル）が鈍角の場合は，胸水などが貯まっていることを考えます．
⑤肺野	肺野に白い影（浸潤影や腫瘤影など）や肺の萎縮（気胸）がないか確認します．
⑥胸壁	皮下気腫や鎖骨・肋骨の骨折などがないか確認します． チューブやドレーンなどのデバイスも確認します．

ふむふむ．わかった気がします．

本当？では，ここからはさまざまな異常画像を示しますので，読む練習をしましょう．

コラム⑬　先輩看護師からのアドバイス（つぶやき）〜「学び上手」になろう〜

新人看護師，これまでとは大きく異なる領域への異動など，新しい環境への適応には大きな困難を伴います．そこで，適応できる人，そうでない人がいると思いますが，この困難を乗り越えられるかどうかのカギとして，「学び上手」であるかどうかがあると思います．

学び方も人それぞれだと思いますが，多くの新人看護師や配置転換した看護師を見てきた中で，筆者からの学び上手への近道となるアドバイスは，①部署内の尊敬できる人や実践能力が高い人を見つけ，その人の行動を真似る（または考えなどを聴く），②言われたことをまずは素直に聞き入れる，③自らの失敗に気づき，解決に向けた具体的なアクションをできるだけ早く起こす，の3つです．

（政岡祐輝）

発熱，咳，痰がある患者さんの胸部単純X線撮影を行いました．次の画像を読影してください．

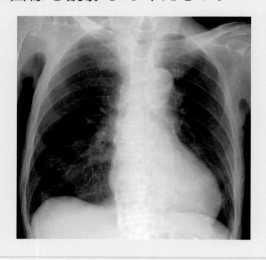

解答と解説

心胸郭比は48％で心拡大はありません．
肺門部にうっ血はありません．
大動脈は途中から追えません．
横隔膜は追え，CPアングル（肋骨横隔膜角）は
シャープ（鋭角）です．
肺野に異常はなさそうです．
胸壁にも異常はなさそうです．

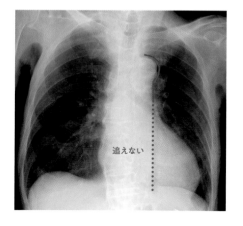

追えない

大動脈が途中から追えないということは，大
動脈に接した病変が疑われます．今回の場合は
発熱，咳，痰なので肺炎でしょうか．

その後の経過

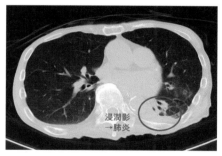

浸潤影
→肺炎

胸部X線画像で心陰影の後ろ（背中側）の肺炎
が疑われたため，確認のためにCTを撮影しまし
た．やはり大動脈に接する部位に肺炎を認めた
ため，抗菌薬で治療することになりました．X線
画像だけで診断できたので，CTは必要なかった
かもしれませんね．

X線画像でおさえておきたい8所見！

① 心拡大・うっ血 （肺水腫・心不全）

問題

呼吸困難を訴えている患者さんの胸部単純X線撮影を行いました．次の画像を読影してください．

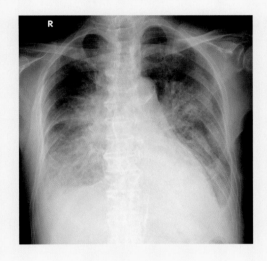

😊 これは，わかりやすいような，そうでもないような．

😵 心臓は大きそうです．そして肺の中央から外に向かってモヤモヤしているような……．

😃 よいところに気づきましたね．でも，読み方のキホン（p.64参照）から順番に読んでいきましょう．

😊 あっ，そうですね．まずは，心胸郭比でしたね．たしか，「心臓の幅÷胸郭の幅」だったから………．

😃 そのとおりです．心臓の幅を胸郭の幅で割ってください．この場合は57％で，55％以上のため「心拡大あり」ですね．

　次に，肺門部の白い部分（肺動脈や肺静脈）が広がる（次ページ画像の〇部分）ことを，肺うっ血といいます．そのほかは，実は大動脈の陰影も追いづらく，横隔膜も見えづらいです．このあたりは次項（p.69〜71）でも扱います．肺野は肺門部から広がるモヤモヤ（うっ血）があり，胸壁には異常なさそうです．

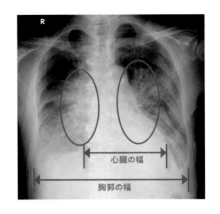

　順番にすべて見る習慣をつけたほうがよい，ということですね．

　目立つところだけ見ちゃいますものね．気をつけます．

謎解き実践！「心拡大・うっ血」チェック問題

呼吸困難を訴えている患者さんの胸部単純 X 線撮影を行いました．次の画像を読影してください．

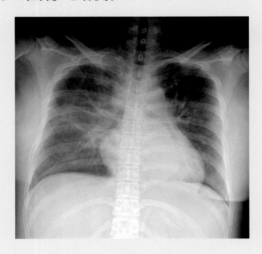

● 解答と解説

　心胸郭比は56％で心拡大があります．
肺門部にうっ血（○）があります．
大動脈は追えません．
横隔膜は追えて，CPアングルはシャープです．
肺野にはうっ血以外に異常はなさそうです．
胸壁には異常はなさそうです．

● その後の経過

　うっ血性心不全と診断されて入院になりました．

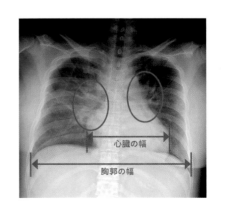

X線画像でおさえておきたい8所見！

② 胸水（心不全など）

問題

患者さんの胸部単純X線撮影を行いました.
次の画像を読影してください.

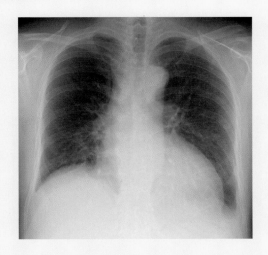

- 😊 これはちょっとむずかしいかも.
- 😊 え～っと,CTRは50%くらいで心拡大はなさそうです.
- 😊 基本どおりで,いいですね.次は？
- 😊 肺門部のうっ血もなさそうで,大動脈も横隔膜まで追えます.あれ？ 左の横隔膜が追えない気がして,CPアングルはシャープ(鋭)ではありません.肺野や胸壁は問題なさそうに見えます.
- 😊 いいですね.確かに最初の正常X線画像(p.64参照)と比べると,心臓と重なる部分の横隔膜が追いづらく,CPアングルが鈍(ダルともいいます)ですね.

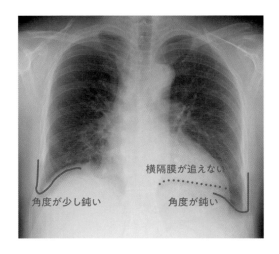

横隔膜が追えない

角度が少し鈍い

角度が鈍い

これは胸水が貯まっているときの所見です．胸水はその名のとおり水(液体)なので，低いところに貯まります．立位の画像では横隔膜の付近が最も低いため，水が貯まることで横隔膜の境界がわかりにくくなるのです．ちなみに，CTでは胸水が背側に貯まるので下のように見えます(同じ患者さんのCTです)．

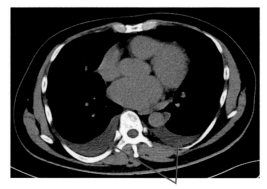

背中側に貯まった胸水

なお，「胸水」とありますが，性状は血液だったり浸出液だったり，さまざまです．

あっ，そうなんですね．

そうよ．血性胸水とか癌性胸水とか習ったでしょう．

補足ありがとうございます．

謎解き実践!「胸水」チェック問題

患者さんの胸部単純X線撮影を行いました.
次の画像を読影してください.

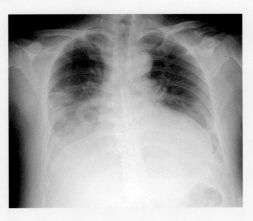

解答と解説

心胸郭比(CTR)は66%と拡大,
肺門部にうっ血があります.
大動脈は追えず,両側の横隔膜も追えず,
CPアングルは鈍です.
両下肺野は白くなっています.
胸壁には異常はなさそうです.

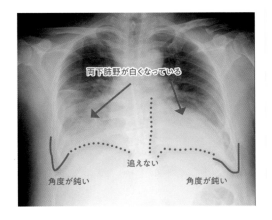

両下肺野が白くなっている
追えない
角度が鈍い　　角度が鈍い

その後の経過

胸水貯留と判断され,心拡大もあるため
心不全と診断されました.酸素が必要な状
態だったため,入院治療することになりま
した.

③ 浸潤影
（肺炎）

問題

患者さんの胸部単純X線撮影を行いました．
次の画像を読影してください．

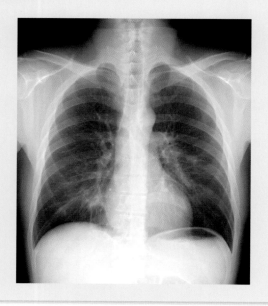

😊 きれいに見えますが，「まずは基本どおりに」ですね．
心拡大はなく，肺門部のうっ血も認めません．大動脈や横隔膜はきれいに追えて，CPアングルもシャープです．肺野もきれいで，胸壁にも異常なさそうです．

😐 本当に？

😊 このX線画像はわかりにくいですね．患者さんが発熱していて，咳も痰も出ると言ったらどう思いますか？

😊 どこかに肺炎がありそうですが……．

😊 実はCTを撮ってみると影があります．次ページのX線画像で丸（○）を付けたところです．
このように，一部の肺胞が液体などで置き換えられたベタッとした白い影を浸潤影とよび，肺炎の特徴的な所見です．液体が貯まるのは肺胞なので，気管支は逆に黒く抜けて見えることがあります（これをair bronchogram といい，肺炎の所見の1つです）．

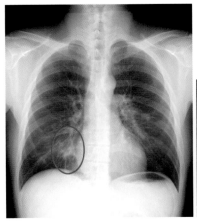
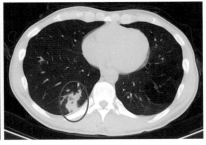

😊 小さな肺炎なのですね.

😊 そうなんです. この浸潤影を探すようにしましょう.

謎解き実践!「浸潤影」チェック問題

患者さんの胸部単純 X 線撮影を行いました. 次の画像を読影してください.

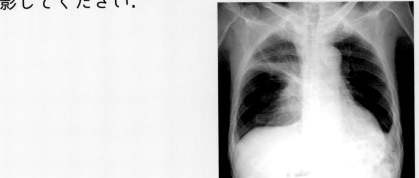

● 解答と解説

😊 心拡大はなく, うっ血もなさ そうです.

大動脈や横隔膜は追えますが, 左のCPアングルは鈍です.

右肺門部から胸膜に広がる浸潤影(○)を認めます.

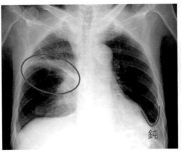
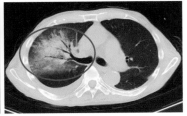

😊 なお, CT(右画像)では, エアブロンコグラムを伴う浸潤影を認めます.

④ すりガラス影
（間質性肺炎・COVID-19など）

問題

患者さんの胸部単純X線撮影を行いました．
次の画像を読影してください．

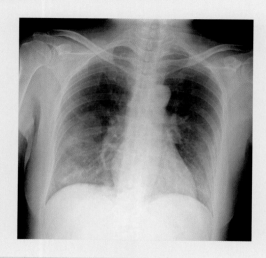

👦 心拡大はなさそうで，うっ血もありません．大動脈や横隔膜は追えて，CPアングルもシャープです．肺野は何だか見にくいです．胸壁に異常はなさそうです．

👦 これは………！

👧 肺野が見にくいときは，X線画像の条件が悪いこともあります．最近のX線画像は濃度を変えることもできるので，見にくい場合は自分が見やすい濃度に変えてみてください（たいていの場合は，技師さんが見やすい濃度に設定してくれています）．

　このX線画像では，肺野がすりガラスのように不透明です．これをすりガラス影とよびます．ちなみに，CTでは一部（や全部）にモヤモヤした部分が出現します（次ページの画像・右）．

　すりガラス影は間質影ともいわれ，間質性肺炎を示す像です．それ以外でも，間質影はウイルスやマイコプラズマでも起こりますし，アレルギーで起こる過敏性肺炎や薬剤性肺炎，膠原病に伴うものや放射線治療に伴うものなど，さまざまな原因で起こります．2020年から流行しているCOVID-19もすりガラス影が特徴です．

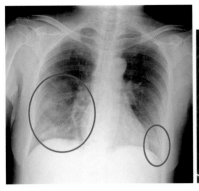
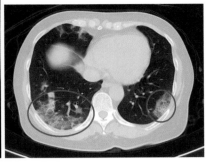

謎解き実践！「すりガラス影」チェック問題

患者さんの胸部単純X線撮影を行いました．
次の画像を読影してください．

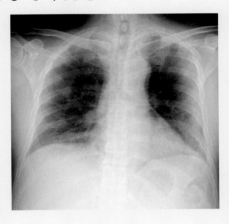

解答と解説

心胸郭比は55％とやや拡大しています．肺門部のうっ血は認めず，大動脈や横隔膜は追えてCPアングルもシャープです．
肺野は両肺野にすりガラス影を認めます．
胸郭に異常はなさそうです．

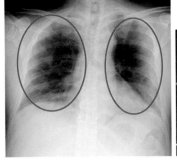
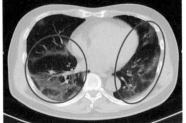

その後の経過

すりガラス影を呈する肺炎と診断しました．原因検索のためウイルス検査などを行い，COVID-19と診断しました．

5 結節影(結核)・腫瘤影(癌など)

問題

患者さんの胸部単純X線撮影を行いました．
次の画像を読影してください．

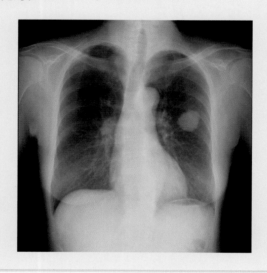

えーっと，心拡大や肺門部のうっ血もなさそうです．大動脈や横隔膜はしっかり追え，CP
アングルもシャープです．肺野は左の中ほどに何か見えます．胸壁は問題なさそうです．

確かに何か見えますね．

そう．ここでは，この左肺の陰影(白っぽく映るもの)について説明します．
ちなみに，この左肺の陰影は，CTでも次ページ・右のようにべったりして見えます．内
部に気道などがないのが浸潤影との違いです．

粒状影，結節影，腫瘤影などいろいろ聞きますが，これはどれにあたるのですか？

この陰影は腫瘤影です．
その場所に限局する境界明瞭な陰影を粒状影，結節影，腫瘤影といいます．この3つの違
いは大きさです．粒状影は5mm以下，結節影は5mm〜3cmで，3cm以上のものを腫瘤
影とよんでいます．この写真では，左肺野に限局する境界明瞭な陰影で，大きさが3cm以
上あるので，腫瘤影なのです．

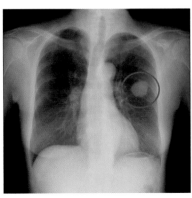 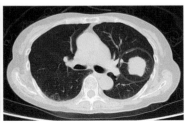

😊 わかりました．でも，使う用語がむずかしいですね．

😊 　こればっかりは，慣れるしかないですね．ちなみに，「限局性」の反対は，肺のさまざまなところに広がる「びまん性」で，前項のすりガラス影(p.74)などがその代表です．では，チェック問題も見てみましょう．今回の問題は応用編ですよ．

謎解き実践！「結節影・腫瘤影」チェック問題

患者さんの胸部単純X線撮影を行いました．
次の画像を読影してください．

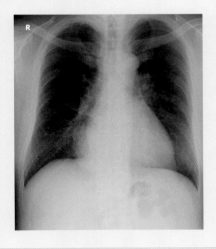

⬤ 解答と解説

😊 心拡大や肺門部のうっ血はなく，大動脈や横隔膜も追えてCPアングルもシャープです．
肺野は心臓の右側に接して腫瘤影を認めます．
胸壁の異常はなさそうです．

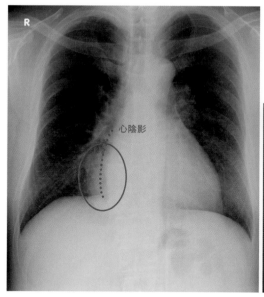

心陰影

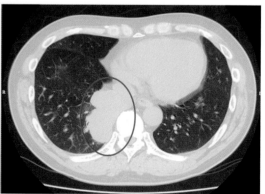

赤丸(○)の部分が腫瘤影です．心臓の右下に限局していて境界明瞭で3cmを超えるため，腫瘤影と判断します．CTを撮ると，右のように見えます．

　ちなみに，心陰影(心臓の右側の線)は腫瘤と被った部分を含めて横隔膜まで追えますね．CTでも心臓と接していないことがわかります．腫瘤影や浸潤影が心臓や大動脈と接していると，X線画像で線が追えなくなるのです．

X線画像でおさえておきたい8所見！

⑥ 肺萎縮（気胸）

問題

患者さんの胸部単純X線撮影を行いました．
次の画像を読影してください．

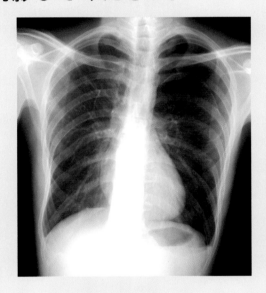

👧 　心陰影の拡大や肺門部のうっ血はなく，大動脈と横隔膜は追えますが，左のCPアングルが鈍です．肺野や胸壁には異常なさそうなので，胸水ですね．

👦 　よく見て．やせた若者の患者さんの胸痛や呼吸困難だったら？

👧 　えっ？

👦 　左の肺尖部（上のほう）を見てください．右側と比べると肺の血管などのモヤモヤ（「肺紋理」といいます）が見えなくて黒っぽいですね．そして，よく見ると鎖骨の下あたりに上に凸のカーブが見えます．これは，肺が萎縮しているということです．肺が萎縮する理由は肺に穴が開いて空気が肺の外に漏れているからで，この状態を気胸といいます．

👧 　これが気胸ですか．あっ，そういえば，気胸はやせ型の若者に多いと聞いたことがあります．

そのとおりです．CTを撮影すると，肺が縮んでいるのがわかりやすいですね．縮んだぶん，右よりも肺の濃度が少し高くなっています．

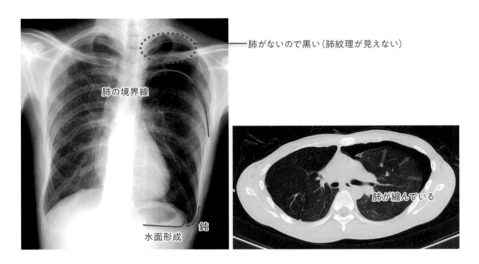

気胸は，肺尖部が鎖骨より上(頭側)にある軽度気胸であれば経過観察で回復することが多いです．今回のように肺尖部が鎖骨より下で肺萎縮が強い場合は，胸腔ドレーン(トロッカーカテーテルなど)を入れて陰圧をかけて，肺の外に漏れた空気を胸郭の外に吸い出す処置を行います(下の画像)．

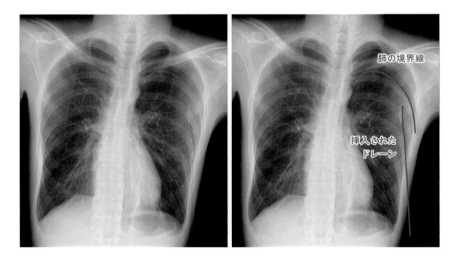

これらの治療は，肺に空いた穴を直接閉じる治療ではありません．穴は自然に閉じて肺がふくらむことが多いですが，自然に閉じない(エアリークが多い)場合は手術をすることもあります．

ボーっと見ていると気づかずに通り過ぎそうなので，見逃さないように気をつけます．

謎解き実践！「肺萎縮」チェック問題

患者さんの胸部単純X線撮影を行いました．
次の画像を読影してください．

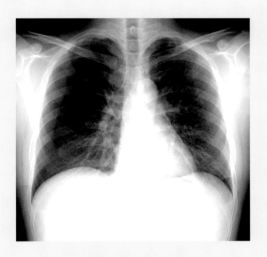

解答と解説

心陰影の拡大や肺門部のうっ血はなく，大動脈や横隔膜は追えて，CPアングルも
シャープです．
右肺の外側で肺紋理が確認できず，
肺の萎縮があります．
胸郭には異常なさそうです．
以上の所見から，気胸と考えられます．

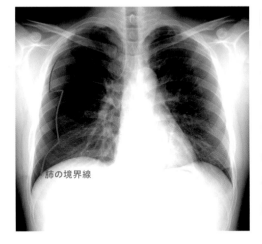

肺の境界線

その後の経過

気胸は認めたものの，肺尖部が鎖骨より上(肺萎縮が軽度)であることから，胸腔ドレーン
を挿入せずに経過を観察したところ，自然に改善しました．

7 ニボー
（腸閉塞・膵炎）

問題

患者さんの腹部単純X線撮影を行いました．
次の画像を読影してください．

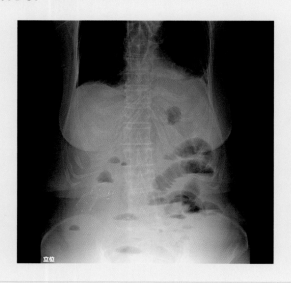

立位

お腹のX線画像ですね………．

腹部は，私も正直苦手．

確かに，病院だと最近はX線画像を撮らずにCTを撮影してしまうことも多いですね．でも，この特徴的な画面くらいは読めるようにしておきましょう．

　この画像は立位画像です．立位では液体は下に，気体は上に貯まるため，液体が水平面（次ページの左画像）をつくります．それをニボー（niveau）といいます．ニボーは，立位だから見えるものです．臥位になると，ひだの多い小腸内のガス貯留像（次ページの右画像）が見えます．どちらも腸閉塞を示唆する異常所見です．

　腸閉塞を疑ったら，CTを撮影して閉塞している場所を探します．多くは手術後の腸管癒着が原因ですが，腸がはまり込んで血流が届かなくなっている絞扼性の腸閉塞になっている可能性もありますので，血流を確認するために造影CTを撮影することが多いです．

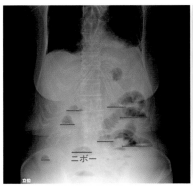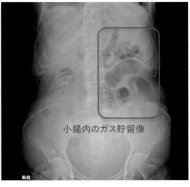

小腸内のガス貯留像

ニボーはわかりました．そういえば，最近は「イレウス」って言わないのですか？

「イレウス」は閉塞がなくて腸管の麻痺で小腸が拡張している状態です．閉塞している場所(閉塞起点)がある場合は，「腸閉塞(とくに小腸閉塞)」ということが多いです．名称にこだわる人もいるので，覚えておくとよいと思います．

謎解き実践！「ニボー」チェック問題

患者さんの腹部単純X線撮影を行いました．
次の画像を読影してください．

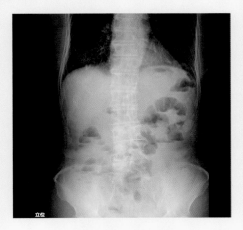

解答と解説

立位の腹部X線画像で水平面(ニボー)を認めます．

その後の経過

腸閉塞を疑って腹部CTを撮影したところ，小腸に狭窄部位があり小腸閉塞と診断されました．経鼻胃管(NGチューブ)を挿入して補液したところ，翌日には症状が改善しました．

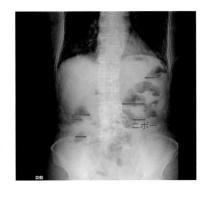

⑧ チューブの位置
（気管チューブ・経鼻胃管・ドレーン）

患者さんの胸部単純X線撮影を行いました．
次の画像を読影してください．

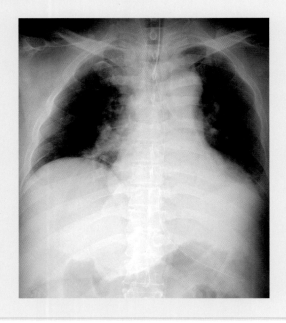

🧑 　心拡大があって，肺門部のうっ血はなさそうですが下行大動脈も左の横隔膜も追いづらいですね．肺野も，右肺尖部や下肺野に浸潤影やすりガラス影がありそうです．

🧑 　おっ，かなり見えるようになってきたわね．でも，他にもいろいろ見えるよ．

🧑 　そうです．ここでは，その「他の部分」を取り上げます．われわれは患者さんに気管挿管したり，ドレーンを入れたり，経鼻胃管を入れたり，さまざまな医療処置を行います．その処置がうまくいっているかを確認するためにX線画像を撮影します（表8）．

🧑 　確かに，先生にオーダーしてもらっています．

🧑 　先生だけではなくて，私たちもある程度確認できるようになったほうがいいよね．

🧑 　そのとおりですね．ちなみに，この患者さんは，①気管チューブと②経鼻胃管（NGチューブ）が挿入されています（次ページ画像）．

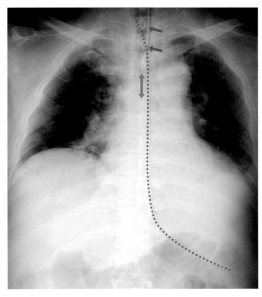

→：①気管チューブ
・・・・：②経鼻胃管

表8　各チューブの確認方法

デバイス名	確認方法
気管チューブ （挿管チューブ）	・チューブは気管内（黒く抜けて見える）に入っているか． ・チューブの先端は気管分岐部から3〜5cm程度 　（⟷）の位置にあるか．
経鼻胃管 （NGチューブ）	・チューブの先端が横隔膜よりも下（足側）にあるか（先端が 　横隔膜下にあれば，胃内に入っていると予想される）．
その他のドレーン	・ドレーンの先端が，入れたい部分に入っているか．

😀　何日も留置しておくチューブ（ドレーン）の経過観察のときは，挿入時と先端の位置が変わっていないかも重要ですね．

😀　気をつけて見てみます．

気胸の患者さんに胸腔ドレーンを挿入した後で胸部単純X線撮影を行いました．次の画像を読影してください．

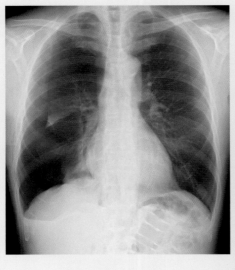
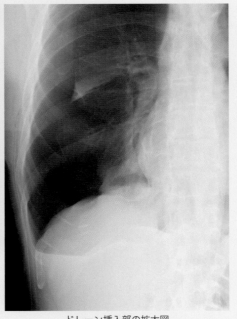

ドレーン挿入部の拡大図

● 解答と解説

心拡大や肺門部うっ血はなく，大動脈や横隔膜は追えます．右肺の萎縮があります．

右胸壁に沿ってドレーン（チューブ）が写っていますが，先端は胸郭内に入っていないように見えます（p.80のドレーンが挿入されているX線画像と比較してみてください）．

● その後の経過

ドレーンからのエアリーク（空気の漏れ）もなく，ドレーンの位置不良と判断したためドレーンを再挿入しました．

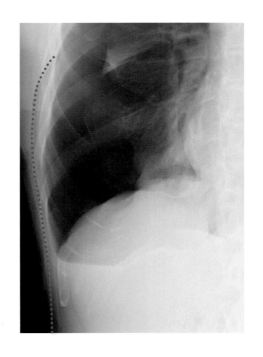

●X線画像でおさえておきたい8所見！まとめと練習問題●

1）次の文の（　）を埋めてください.

胸部単純X線画像を見るときは,まずは（　①　）比や（　②　）のうっ血を見て,心臓に負担がかかっているかを確認する.

次に,（　③　）や（　④　）のラインを追えるかを確認して,（　④　）と肋骨とでつくられる

（　⑤　）の角度を確認する.

その後,（　⑥　）を確認する.

最後に（　⑦　）を見て皮下気腫や骨折,チューブやドレーンなどのデバイスも確認する.

2）次のX線画像を読影してください.

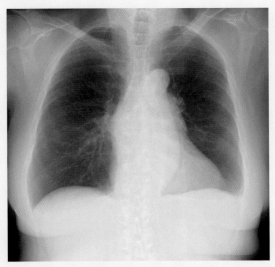

3）次のX線画像を読影してください.

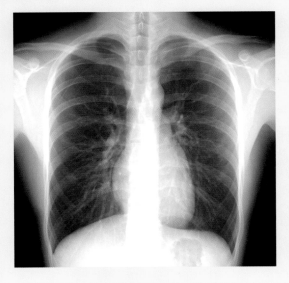

解答と解説

1)の解答と解説

①心胸郭, ②肺門部, ③大動脈, ④横隔膜, ⑤CPアングル（肋骨横隔膜角）, ⑥肺野, ⑦胸壁

胸部単純X線画像を見るときは, まずは（　**心胸郭**　）比や（　**肺門部**　）のうっ血を見て, 心臓に負担がかかっているかを確認する.
次に,（　**大動脈**　）や（　**横隔膜**　）のラインを追えるかを確認して,（　**横隔膜**　）と肋骨とでつくられる（　**CPアングル（肋骨横隔膜角）**　）の角度を確認する.
その後,（　**肺野**　）を確認する.
最後に（　**胸壁**　）を見て皮下気腫や骨折, チューブやドレーンなどのデバイスも確認する.

😊　この方法は一例です. 画像全体をもれなく確認できれば, どんな順番でもよいです.

2)の解答と解説

・心胸郭比は60％程度と拡大していますが, 肺うっ血は認めません.
・大動脈や右の横隔膜は追えますが, 左の横隔膜は追えず, 左のCPアングルは鈍角です.
・肺野は異常なく, 胸壁にも異常を認めません.
・左側に胸水が貯まっていることが予想されます.

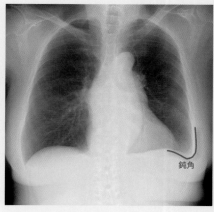
鈍角

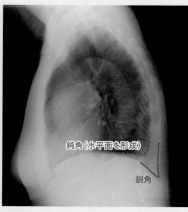
鈍角（水平面を形成）
鋭角
【側面像】

😊　側面の画像も見てみると, 横隔膜と背側の胸壁との角度は, 片側は鋭角なのに対して, 片側は鈍角で水平面を形成しています. このことからも, やはり片側の肺に水が貯まっていることが考えられます.
　　心拡大があるため, 心不全が原因かもしれませんし, その他の疾患があるのかもしれません. 血液検査や心電図, 超音波やCTなどを行って原因を探すことになるでしょう.

3)の解答

・心拡大や肺うっ血はなく，大動脈も横隔膜も追えてCPアングルはシャープです．
・右上肺野に肺紋理が確認できない部分があり，萎縮した肺を認めます．
・右側の気胸と考えられます．

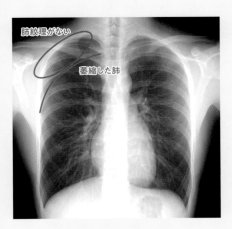

血液検査でおさえておきたい47項目！

まずは コレ！ 血液検査項目の読み方のキホン

問題

手がしびれる患者さんに血液検査を行いました．
下の結果を判断してください．

白血球：4,200/μL，　赤血球：252万/μL（L），　Hb：9.0g/dL（L），　Ht：25%（L），

血小板：32万/μL　（MCV：99fL，　MCH：35pg，　MCHC：36%），

総蛋白：6.8g/dL，　アルブミン：3.2g/dL，

総ビリルビン：3.2mg/dL（H），　AST：38U/L，　ALT：30U/L，

LD：980U/L（H），　ALP：230U/L，　尿素窒素：20mg/dL，　クレアチニン：0.7mg/dL，

血糖：90mg/dL，　Na：142mEq/L，　K：4.0mEq/L，　Cl：104mEq/L

→この問題の解答は，p.111の「まとめと練習問題」1)をご覧ください．

最後は血液検査です．

項目がたくさんあるので，正常値が覚えられないんです．

気持ちはわかります．実は血液検査では，「正常値」という言葉は使わず，「基準値（基準範囲）」といいます．この数値は施設ごとに少しずつ違います．ここでは一般論をお伝えしますので，数値の詳細は自施設の値を参考にしてください．

私は検査結果についているH（high：高値）やL（low：低値）のマークを見るから，あまり細かい数値は覚えていないかな．

そうですね．便利な機能は有効に活用したほうがよいと思います．細かい数値は施設ごとに違うとはいえ，解釈は共通していますので大筋をつかんでください．

わかりました．

以前聞いたことがあるのですが，基準値って「健常人の95%が当てはまる値」なんですか？

よく知っていますね．そのとおりです．ですから，異常のない人でも5%は基準範囲から外れてしまいます．

えぇ!? 知らなかったです．基準値から外れたら異常だと思っていました．

実はそうではないのです．だから，「正常値」ではなく「基準値」という言葉を使うんですね．そのため，血液検査も他の検査と同様に，患者さんの症状から疑われる疾患・病態に関連する項目を検査して，結果は以前の値と比べてみることが重要です．

血液検査の読み方はここがポイント！

- 血液検査の基準範囲は,「健常人の95%が当てはまる値」.
- 基準から外れても,すぐに異常というわけではない.
- 過去の値との比較が大切.

【一覧】本書で取り上げる血液検査項目

血算の 8項目 ……p.92	RBC	red blood cell	赤血球数
	WBC	white blood cell	白血球数
	Hb	hemoglobin	血色素量
	Ht	hematocrit	ヘマトクリット値
	PLT	platelet	血小板数
	MCV	mean corpuscular volume	平均赤血球容積
	MCH	mean corpuscular hemoglobin	平均赤血球血色素量
	MCHC	mean corpuscular hemoglobin conccentration	平均赤血球血色素濃度
血糖および 血清電解質 の5項目 ……p.95	Glu/BS	glucose/blood sugar	血糖
	HbA1c	hemoglobin A1c	ヘモグロビンA1c
	Na	natrium(sodium)	ナトリウム
	K	kalium(potassium)	カリウム
	Cl	chlorine	クロール
血液生化学 検査の 15項目 ……p.98	TP	total protein	総蛋白
	Alb	albumin	アルブミン
	UN(BUN)	urea nitrogen(blood urea nitrogen)	尿素窒素
	Cr	creatinine	クレアチニン
	T-bil	total-bilirubin	総ビリルビン
	AST(GOT)	asparate aminotransferase	アスパラギン酸アミノトランスフェラーゼ
	ALT(GPT)	alanine aminotransferase	アラニンアミノトランスフェラーゼ
	γ-GTP	γ glutamyl transpeptidase	ガンマグルタミルトランスペプチダーゼ
	LD(LDH)	lactate dehydrogenase	乳酸脱水素酵素
	ALP	alkaline phosphatase	アルカリホスファターゼ
	CK(CPK)	creatine kinase	クレアチンキナーゼ
	NH₃		アンモニア
	AMY	amylase	アミラーゼ
	CRP	C-reactive protein	C反応性蛋白
	BNP(NT-proBNP)	brain natriuretic peptide	脳性ナトリウム利尿ペプチド
凝固系の 4項目 ……p.101	PT	prothrombin time	プロトロンビン時間
	APTT	activated partial thromboplastin time	活性化部分トロンボプラスチン時間
	フィブリノゲン	fibrinogen	
	Dダイマー（FDP）	D dimer	
迅速検査の 4項目 ……p.103	トロポニンT（やトロポニンI）		
	H-FABP	heart type fatty acid-binding protein	心臓型脂肪酸結合蛋白
	インフルエンザ迅速診断キット		
	溶連菌迅速診断キット		
血液ガスの 7項目 ……p.106	pH		水素イオン指数
	PaCO₂	arterial carbon dioxide tension	動脈血二酸化炭素分圧
	PaO₂	arterial oxigen tension	動脈血酸素分圧
	HCO₃⁻		重炭酸イオン
	BE	base excess	ベースエクセス(塩基過剰)
	Lac	lactate	乳酸
	CO-Hb		一酸化炭素ヘモグロビン
髄液検査の 5項目 ……p.109	髄液圧		
	性状		
	細胞数		
	蛋白量		
	糖		

① 血算
WBC・RBC・Hb・Ht・PLT
MCV・MCH・MCHC

問題

ふらついている患者さんに血液検査を行いました.
下の結果を判断してください.

WBC：8,500/μL，RBC：452万/μL，Hb：7.9g/dL（L），Ht：30%，
PLT：35万/μL，MCV：66.4fL，MCH：17.5pg，MCHC：26.3%

- う〜ん，貧血はありそうですが…….
- 私もそれくらいしか気にならなかった.
- 確かに. では，それぞれの項目を学習しましょう.

  表9に各項目の特徴などを載せましたが，緊急時にまず見るのは，WBC（白血球数），Hb（血色素量），PLT（血小板数）です. WBCで感染や炎症の程度を，Hbで貧血の有無を，PLTでDIC傾向かどうかなどを確認しています. 貧血があったら，どのような貧血かを知るために，MCV（平均赤血球容積）やMCHC（平均赤血球血色素濃度）にも注目してください.
- 3項目＋2項目くらいなら覚えられそうです.
- これらの項目だけでもいろいろなことがわかりますよ. そして，WBC，Hb，PLTの3つとも減っていると，汎血球減少といって重症です. 血算の各値は，多いより少ないほうが重症の印象がありますね.

表9　血算の8項目とその特徴

項目	考えられる異常や関連する疾患・病態
RBC (red blood cell：赤血球数) [単位：/μL]	ヘモグロビンを含んで酸素を運搬する細胞です. 【関連する疾患】 ・350万以下：貧血など ・550万以上：多血症など
WBC (white blood cell：白血球数) [単位：/μL]	生体防御にかかわる単球, リンパ球, 好中球, 好塩基球, 好酸球を合わせたものです. (これら白血球の内訳をみる検査が白血球分画です. 好中球が上がっていたら, 感染を疑います) CRP(後述, p.99)よりも早く上がって, 早く下がります. 【関連する疾患】 ・3,000以下：再生不良性貧血, 骨髄異形成症候群, 抗がん薬や放射線治療の副作用など(易感染性を示すので, 発熱している患者さんのWBCが低値の場合は要注意！) ・10,000以上：感染症, 自己免疫性疾患, 白血病, 喫煙, 妊娠など多数
Hb (hemoglobin：血色素量) [単位：g/dL]	赤血球内にあり, 酸素と結合して肺から全身に酸素を運んでいます. 血液の赤色はHbの影響なので, 減少すると血液の色が薄くなります. Hb値は濃度なので, 出血で血液量が減っただけでは低下せず, 時間が経って血液が薄まると低下します. 【関連する疾患】 ・10以下：貧血→鉄欠乏, 慢性炎症, 白血病など多数 ・15以上：脱水, 多血症など
Ht (hematocrit：ヘマトクリット値) [単位：%]	血液中に占めるRBCの体積の割合です. 【関連する疾患】 ・35以下：貧血, 妊娠など ・50以上：赤血球増多症, 脱水症など
PLT (platelet：血小板数) [単位：/μL]	血管壁が損傷したときに凝集して止血する作用を持つ細胞です. 【関連する疾患】 ・10万以下：再生不良性貧血, 白血病, 肝硬変, DIC(播種性血管内凝固症候群)など ・40万以上：血小板増多症, 骨髄線維症, 白血病など
MCV (mean corpuscular volume： 平均赤血球容積) [単位：fL]	貧血のときに確認する項目です. HtをRBCで割って計算します. 【関連する疾患】 ・80以下：小球性→鉄欠乏性貧血, 慢性炎症など ・81～100：正球性→再生不良性貧血, 白血病など ・101以上：大球性→悪性貧血, 巨赤芽球性貧血など
MCH (mean corpuscular hemoglobin： 平均赤血球血色素量) [単位：pg]	貧血のときに確認する項目です. HbをRBCで割って計算します. 正直なところあまり使いません.
MCHC (mean corpuscular hemoglobin concentration： 平均赤血球血色素濃度) [単位：%]	貧血のときに確認する項目です. HbをHtで割って計算します. 【関連する疾患】 ・30以下：低色素性→鉄欠乏性貧血, 慢性炎症など ・31～36：正色素性→再生不良性貧血, 溶血性貧血, 巨赤芽球性貧血など

ふらついている患者さんに血液検査を行いました．
下の結果を判断してください．

WBC：8,600/μL，RBC：456万/μL，Hb：7.9g/dL (L)，Ht：30%，
PLT：36万/μL，MCV：65.7fL，MCH：17.3pg，MCHC：26.3%

● 解答と解説

WBC，RBC，PLTは基準範囲内のようですが，Hbが低値です．
MCVも低値なので小球性貧血で，MCHCも低値なので低色素性貧血です．

● その後の経過

小球性低色素性貧血をきたす疾患としては，鉄欠乏性貧血がもっとも疑われます．
　直腸診を行ったところ，黒色でドロドロしたタール便が付着していました．患者さんに詳しく話を聞いてみたところ，2日前から下痢をしていたけれど，自分では便の色などは見ていなかったようです．
　上部消化管出血による貧血と考え，緊急で上部消化管内視鏡検査(胃カメラ)を行う方針になりました．そのため，内視鏡の前処置や，輸血の同意などでバタバタしたのでした．血圧が下がったり，意識消失したりしなくてよかったです(モニター装着と継続観察が大切ですね)．

コラム⑭　　バイタルサインの重要性
　　　　　〜モニターは叫んでいる！ アラームが鳴ったら命の注意報！〜

「モニターのアラームが鳴る」．それは命の注意報，いや，警報といっても過言ではありません．なぜなら，患者の生理学的所見となる呼吸・循環に直結する数値をモニタリングしているからです．生理学的所見とは，命そのものです．その値が基準値から逸脱しているのです．
　モニターのアラーム音に，即座に反応してい

ますか？ アラーム音に対応しないのなら，始めから付ける必要はないはずです．医師の指示だから付ける，救急搬送されたから付ける，ではなく，患者の状況をきちんとアセスメントし，必要だから付ける，そしてアラームが鳴ったら即座に対応し観察することが重要です．

(生田正美)

血液検査でおさえておきたい47項目！

② 血糖および血清電解質
血糖・HbA1c・Na・K・Cl

問題

意識障害の患者さんに血液検査を行いました．
下の結果を判断してください．

血糖：28mg/dL（L），HbA1c：6.8%（H），
Na：138mEq/L，K：3.7mEq/L，Cl：99mEq/L

👦 あ！ 血糖値が低いです．

👨 そうね．

👦 これはわかりやすいですね．これらの項目（表10）は，基準範囲から外れていたら異常です．ここでのポイントは，むしろ「意識障害の人に血糖や電解質のチェックができるかどうか」かもしれません．

　既往歴がわからない意識障害の患者さんに血糖をチェックしようと思いますか？

👩 でも，指示するのは先生なので……．

👨 私は，生化学検査の結果を待っていると時間がかかるから，意識障害の患者さんが来たら先生に「簡易血糖測定（デキスター）しますか？」って直接聞いちゃうかな．

👨 確かに，生化学検査は結果が出るまでに1時間程度かかることが多いので，それぞれの異常が疑わしいときは，血糖値は簡易血糖測定で，電解質値は血液ガス測定で値を確認したほうがよいですね．

　そして，血糖や電解質に異常がみられたら，その原因を探すとともに改善のための対応をしたほうがよいです．とくに電解質異常では心電図異常から不整脈を引き起こすこともあるため，12誘導心電図検査を行って心電図を確認しつつ補正を行います．

👩 どちらもけっこう緊急ですね．

👨 そう．だから私たちも，次に何をするか覚えておいたほうがよいわね．低血糖には50%ブドウ糖40mL静注ですよ．

👦 はい！

表10　血糖および血清電解質の5項目とその特徴

項目	考えられる異常や関連する疾患・病態
血糖 (Glu：glucose, 　BS：blood sugar) [単位：mg/dL]	血液中の糖の濃度です. 空腹時血糖の場合は, FBS(fasting blood sugar)ということもあります. 【関連する疾患】 ・70以下：低血糖 ・200以上：高血糖
HbA1c (ヘモグロビンA1c) [単位：%]	赤血球の中にあるヘモグロビンにブドウ糖が結合したもので, 約1〜2か月間の平均血糖を示します. 【関連する疾患】 ・6.5以上：糖尿病が疑われる
Na(ナトリウム) [単位：mEq/Lまたはmmol/L]	血液中のナトリウム濃度です. 濃度なので, 水分量にも影響を受けます. 【関連する疾患】 ・145以上：高ナトリウム血症(下痢, 熱傷, 薬剤性, 尿崩症など) ・135未満：低ナトリウム血症(下痢, 熱傷, 薬剤性, 副腎機能不全, 多飲など)
K(カリウム) [単位：mEq/Lまたはmmol/L]	血液中のカリウム濃度です. 高カリウムだと不整脈を誘発することがあります. 【関連する疾患】 ・5.5以上：高カリウム血症(腎障害, 横紋筋融解, 溶血など) ・3.5未満：低カリウム血症(下痢, 原発性アルドステロン症, インスリン投 　与後など)
Cl(クロール) [単位：mEq/Lまたはmmol/L]	血液中のクロール濃度です. 胃酸などに含まれます. 【関連する疾患】 ・110以上：高クロール血症(高Na食, 尿細管性アシドーシス, 呼吸性アル 　カローシスなど) ・95以下：低クロール血症(嘔吐, 低Na食, 代謝性アルカローシスなど)

コラム⑮　　血糖の略語について

　血糖の略語について, 上の**表10**には血糖(Glu：glucose, BS：blood sugar)と記載しました.

　しかし, 実はわれわれは砂糖（sugar）ではなくグルコース（glucose）を測っているので, BSではなくBG（blood glucose）またはPG（plasma glucose）が正式な略語です. ちなみに, 救急外来や病棟で行う簡易血糖測定は全血（blood）を使うのでBGを測っており, 検査室では遠心分離によって得た血漿成分（plasma）を使うのでPGを測っています.

　マニアックな情報なのでコラムにしましたが, 興味がある方は使い分けてみてください.

（宮道亮輔）

謎解き実践！「血糖および血清電解質」チェック問題

意識障害の患者さんに血液検査を行いました．
下の結果を判断して，次に行うことを答えてください．

血糖：124mg/dL，HbA1c：6.8％（H），
Na：138mEq/L，K：5.8mEq/L（H），Cl：108mEq/L

● 解答と解説

血糖やナトリウム，クロールは異常ありませんが，カリウムが高値であり，高カリウム血症です．患者さんの様子を見に行き，心電図異常がないかを確認するために12誘導心電図検査を行います．

高カリウム血症では，心電図で鋭く高いT波（テント状T波，p.56参照）を認め，さらに症状が進行すると，下のようにP波の消失やQRS幅の広がりを認めます．

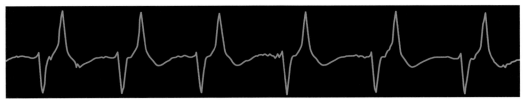

【高カリウム血症でみられるテント状T波】

● その後の経過

主治医に連絡して12誘導心電図検査を行いました．バイタルサインや心電図でQRS幅などには異常は認めませんでしたが，テント状T波を認めたため，カルシウム製剤やグルコース-インスリン療法などが開始されました．

③ 血液生化学検査
TP・Alb・UN・Cr・T-Bil
AST・ALT・LD・ALP・γ-GTP・CK
NH₃・AMY・CRP
BNP（NT-proBNP）

問題

腹痛の患者さんに血液検査を行いました．
下の結果を判断してください．

TP：6.0g/dL，Alb：3.2g/dL，UN：30.0mg/dL（H），Cr：2.8mg/dL（H），
T-bil：1.2mg/dL（H），AST：130U/L（H），ALT：150U/L（H），
LD：230U/L，ALP：380U/L（H），γ-GTP：130U/L（H），
AMY：2,400U/L（H），CRP：3.2mg/dL（H）

🙂 突然たくさん出てきて困りました．

🙂 確かに，生化学検査にはたくさん種類がありますね．CRPなどは免疫学所見ともいわれるため，厳密には生化学検査ではありませんが……．

🙂 私はある程度グループにして覚えています．

🙂 それがよいと思います．

　UN，Cr（腎臓）やAST，ALT（肝臓），AMY（膵臓）などのようにある程度臓器が決まった項目もありますが，LDやALP，CKなど複数の臓器に関連する項目もあります．それぞれの項目が示す意味をざっと覚えておきましょう（表11）．

　どの臓器と関連した項目が最も異常なのかを判断しましょう．もちろん，診断のためには身体所見も，重症度判定のためにはバイタルサインも重要ですね．なお，病気や採血のときに陰圧をかけすぎて溶血する（赤血球が壊れる）と赤血球に含まれるLD，AST，K，T-bil（とくに間接ビリルビン）などが上昇します．血液検査の結果で「溶血」と示されることもありますが，原因不明の高カリウム血症を認めたときは，溶血も考えましょう．

表11　血液生化学検査の15項目とその特徴

関連臓器	項目	考えられる異常や関連する疾患・病態
さまざま	TP(総蛋白) [単位：g/dL]	血液中のさまざまな蛋白の合計です。 主にアルブミン＋グロブリンからなります。 【関連する疾患】 ・8.5以上：自己免疫性肝炎，多発性骨髄腫など ・6.0以下：肝硬変，ネフローゼ症候群，低栄養など
肝臓・腎臓	Alb(アルブミン) [単位：g/dL]	肝臓で作られる蛋白質で血中蛋白の主成分です。 【関連する疾患】 ・3.5以下：肝硬変，ネフローゼ症候群，低栄養など
腎臓	UN(BUN：尿素窒素) [単位：mg/dL]	蛋白質の代謝産物で腎臓で排泄される尿素に含まれる窒素の量です。 【関連する疾患】 ・30以上：腎炎，腎不全，心不全，消化管出血など
	Cr(クレアチニン) [単位：mg/dL]	筋肉を動かすためのエネルギーが代謝されてできる老廃物で，腎臓で排泄されるものです。そのため，腎機能の指標として使われています。 【関連する疾患】 ・1以上：急性・慢性腎障害，脱水，心不全など
胆のう	T-bil(総ビリルビン) [単位：mg/dL]	直接ビリルビンと間接ビリルビンの合計です。 1以上は高値で，3以上で黄疸が出るといわれます。 【関連する疾患】 ・直接ビリルビン優位：肝細胞傷害，肝内胆汁うっ滞，胆道閉塞 ・間接ビリルビン優位：溶血性貧血，体質性黄疸，重症肝不全
肝臓	AST(GOT) [単位：U/L] ALT(GPT) [単位：U/L]	肝細胞で作られる酵素。両方とも40以上で高値です。どちらがより多く上がっているかが鑑別に役立ちます。 【関連する疾患】 ・AST>ALT：急性肝炎など急性肝障害，心筋梗塞，溶血など ・AST<ALT：脂肪肝などの慢性肝障害，回復期
胆道	γ-GTP [単位：U/L]	胆管で作られる酵素です。 【関連する疾患】 ・100以上：急性胆管炎，急性肝炎，アルコール性肝障害など
さまざま	LD(LDH： 乳酸脱水素酵素) [単位：U/L]	血球や肝臓，骨などにある酵素です。 【関連する疾患】 ・250以上：溶血性貧血，心筋梗塞，白血病，悪性リンパ腫，癌，急性肝炎，成長期など
さまざま	ALP [単位：U/L]	肝臓や胆管，腸，骨などにある酵素です。 【関連する疾患】 ・350以上：胆汁うっ滞，閉塞性黄疸，骨転移，妊娠後期，関節リウマチなど
さまざま	CK(CPK： クレアチンキナーゼ) [単位：U/L]	さまざまな筋肉に含まれる酵素です。 (とくに心筋由来のものをCK-MBといいます) 筋肉が壊れると上昇します。 【関連する疾患】 ・300以上：心筋梗塞(CK-MB優位)，筋炎，激しい運動後，甲状腺機能低下症など
肝臓	NH₃(アンモニア) [単位：μg/dL]	蛋白質が代謝されて作られ，肝臓で排泄されます。 【関連する疾患】 ・100以上：劇症肝炎，肝硬変末期など
膵臓	AMY(アミラーゼ) [単位：U/L]	膵臓や唾液腺などにある消化酵素です。 【関連する疾患】 ・150以上：急性膵炎，慢性膵炎，流行性耳下腺炎，十二指腸潰瘍など
さまざま	CRP(C反応性蛋白) [単位：mg/dL]	炎症や組織破壊があると上がる蛋白です。白血球より遅れて上がり，遅れて下がります。 【関連する疾患】 ・1以上：感染症，悪性腫瘍，自己免疫性疾患など
心臓・腎臓	BNP(脳性ナトリウム利尿ペプチド，またはNT-proBNP)　[単位：pg/mL]	心臓に負荷がかかると分泌されるホルモンの一種です。 【関連する疾患】 ・100以上(NT-proBNP 400以上)：心不全，心筋梗塞，慢性腎不全など

謎解き実践！「血液生化学検査」チェック問題

腹痛の患者さんに血液検査を行いました．
下の結果を判断してください．

TP：6.0g/dL，Alb：3.2g/dL，UN：30.0mg/dL（H），
Cr：2.8mg/dL（H），T-bil：1.2mg/dL（H），
AST：130U/L（H），ALT：150U/L（H），
LD：230U/L，ALP：380U/L（H），γ-GTP：130U/L（H），
AMY：2,400U/L（H），CRP：3.2mg/dL（H）

解答と解説

Cr 2.8mg/dLと上昇しており，腎機能障害があります．

T-bil 1.2mg/dL，AST 130U/L，ALT 150U/Lと上昇しており，肝障害もあります．

AMY 2,400U/Lとかなり高値であり，膵障害があります．

CRP 3.2mg/dLと上昇しており，体内に炎症や組織破壊がありそうです．

以上のことから，他のデータの外れ値よりAMYの外れ値が大きいため，膵臓の異常が疑わしいです．

その後の経過

腹部CTを撮影したところ，膵腫大と腹水を認めたため，急性膵炎と診断されました．

コラム⑯　**疾患（disease）の治療だけではなく，病い（illness）への対応も大切**

医師は患者さんから病歴を聴いて身体診察をして検査を行い，病気を診断して適切な治療を行います．これは疾患（disease）への対応といわれます．

しかし，それだけでは患者さんのニーズは満たされません．患者さんは病気（など）で困っているから医療機関を訪れるのです．患者さんが自分の状態をどう考えていて，どう感じているのか，それは患者さん（や周りの人）にどのような影響があり，何を期待して医療機関を訪れたのかなどは，病い（illness）への対応といわれます．

疾患への対応も病いへの対応もどちらも大切です．医師の興味は疾患に偏る傾向がありますので，看護師の皆さんには病いへの対応も意識してもらえると助かります．

（宮道亮輔）

血液検査でおさえておきたい47項目！

④ 凝固系
PT・APTT・フィブリノゲン
FDP/Dダイマー

問題

肺炎の患者さんに血液検査を行いました．
下の結果を判断してください．

PT-INR：2.3（H），APTT：48秒（H），フィブリノゲン：130mg/dL（L），
Dダイマー：6.0μg/mL（H）

- 凝固系の検査項目は，第何因子などたくさんあってよくわからないんです．
- ああ，それは私もわからないわ．でも，検査の意義はわかっているつもり．
- そうですね．何由来の検査かまで知っておいたほうがよいかもしれませんが，まずは検査項目の意義を知っておきましょう（表12）．

表12　凝固系の4項目とその特徴

項目	考えられる異常や関連する疾患・病態
PT（プロトロンビン時間） [単位：秒]	外因系凝固活性化機序を反映する検査です．ワルファリンなどのコントロール指標にも使います．国際標準化比（INR）を使うことが多いです． 【関連する疾患】 ・PT-INR 1.5以上：DIC，ワルファリン服用，ビタミンK欠乏症など
APTT （活性化部分トロンボプラスチン時間） [単位：秒]	内因系凝固活性化機序を反映する検査です．ヘパリンのコントロール指標にも使います． 【関連する疾患】 ・40秒以上：重症肝障害，DIC，凝固因子欠乏など
フィブリノゲン [単位：mg/dL]	血中の凝固因子の1つです． 【関連する疾患】 ・150以下：DIC，肝炎・肝硬変，大量出血 ・400以上：運動後，高齢者，妊娠時，ネフローゼなど
Dダイマー（またはFDP） [単位：μg/mL]	凝固に関連するフィブリンが分解されてできる要素です． 【関連する疾患】 ・1以上（FDP 10以上）：DIC，血栓・塞栓（肺塞栓，深部静脈血栓，悪性腫瘍など）

DIC：disseminated intravascular coagulation，播種性血管内凝固症候群

🙂 私は，まずはPT-INRとDダイマーを見ているかな．

😊 確かに，異常が出る頻度が高くて，その後の処置に影響するのはその2つですね．PT-INR値が大きいと止血が困難ですし，Dダイマーが高値なら肺塞栓や大動脈解離などを疑うため，早めに確認したほうがよさそうですね．

謎解き実践！「凝固系」チェック問題

肺炎の患者さんに血液検査を行いました．
下の結果を判断してください．

PT-INR：2.3（H），APTT：48秒（H），
フィブリノゲン：130mg/dL（L），
Dダイマー：6.0μg/mL（H）

解答と解説

😊 PT-INRとAPTTは延長し，フィブリノゲンは減少，Dダイマーは高値のため，凝固異常があります．肺炎に伴うDIC（播種性血管内凝固症候群）が疑われます．

その後の経過

😊 血小板減少も認め，DICと診断され，集中治療室に入室しました．
DICの場合は原疾患の治療が大切なので，なぜDICをきたしているのか診断するために各種検査を追加することになります．

血液検査でおさえておきたい47項目！

⑤ 迅速検査
トロポニン・H-FABP
インフルエンザなどの迅速検査

問題

胸痛の患者さんに血液検査を行いました.
下の結果を判断してください.

トロポニン（＋）, H-FABP（＋）

これは見たことあります！

迅速検査は, 陽性(＋)か陰性(－)だからわかりやすいわね.

確かに結果はわかりやすいですが, 注意が必要な点もあるんですよ.
　検査には精度があります. 精度が高い検査もあれば, 高くない検査もあるのです. その精度のことを, 感度と特異度といいます. 感度は, 実際にその病気に罹患している人の中で, 検査が陽性になった人の割合です. 特異度は, その病気に罹患していない人の中で, 検査で陰性になった人の割合です. 当然どちらも100％に近いほうが, 精度が高い検査というわけです. でも, これだと覚えにくいので, 皆さんは感度が高い検査は除外に使え, 特異度が高い検査は診断に使えると覚えておいてください.

・感度が高い検査が陰性(－)なら, その疾患を除外できる.
・特異度が高い検査が陽性(＋)なら, その疾患と診断できる.

検査結果が陽性でもその病気ではない, ということもあるんですか？

確かにトロポニンは, 腎機能が悪い人は心臓が悪くなくても陽性に出ますね. 逆にインフルエンザの検査は, 陽性なら診断できるけど陰性でも除外できないといいますね.

そのとおりです. インフルエンザの迅速検査は, 特異度は90％以上と高いですが, 感度は50〜70％とあまり高くないので, 陰性でも除外はできないのです.
　皆さんも, 自分が行っている検査は感度が高い検査なのか, 特異度が高い検査なのかを知っておくと, 検査に振り回されなくて済むと思います. どれだけ特異度が高い検査でも, 100％ということはほとんどないため, 症状が乏しく疑っていない患者さん(検査前確率が

表13 迅速検査の4項目とその特徴

検査名	特徴
心筋梗塞を疑ったときに行う検査	
トロポニンT (やトロポニンI)	・心筋細胞をつくる蛋白質で筋線維が分解されると血中に出てくるため，心筋梗塞を疑ったときに使用します． ・心筋梗塞発症後3〜4時間で上昇し，12〜18時間で最大となります． ・腎不全の患者さんでも陽性(偽陽性)になることがあります．
H-FABP	・心筋細胞にある蛋白質で，心筋が傷害されると血中に出てくるため，心筋梗塞を疑ったときに使用します． ・超急性期から増加するため，発症3時間程度でも診断能が高いとされています． ・心不全や腎不全，大動脈解離の患者さんでも陽性(偽陽性)になることがあります． ・感度は90%台と高いですが，特異度は50%程度とあまり高くないので，除外には使えますが診断には不向きです．
感染症で行う検査	
インフルエンザ 迅速診断キット	・インフルエンザを疑ったときに行う検査です． ・鼻腔や咽頭の拭い液で検査を行います． ・感度50〜70%，特異度90%程度とされているため，陽性なら診断できますが，陰性でも除外はできません．
溶連菌迅速診断キット	・溶連菌感染を疑ったときに行う検査です． ・口蓋，扁桃，咽頭後壁に綿棒をこすりつけて検体を採取します． ・感度70〜90%，特異度95%程度とされているため，陽性なら診断できますが，陰性でも除外はできません．

低い患者さん)に検査をすると，偽陽性(疾患はないのに検査が陽性に出てしまう)を増やすことになります．

　検査はあくまで，症状や体の所見から得た病気の可能性を上げたり下げたりするものです．これまで同様，検査だけに頼らず，患者さんをよくみるようにしましょうね．

　はい．

　表13に，迅速検査項目とその特徴を示しました．

　心筋梗塞を疑ったときに行う検査は，表13に挙げた迅速検査以外にCK-MBがあります．CK-MBは生化学検査の項(p.99)でも触れましたが，CKの一部です(CKには，他に脳由来のCK-BB，骨格筋由来のCK-MMがあります)．CK-MBがCKの5%以上あるときは，心筋梗塞を疑います．逆に，横紋筋融解などでCKが上昇すると，それに対応してCK-MBも上昇します．CK-MBの数値が高くても，CK全体の5%以内の場合は心筋梗塞などは否定的といわれています．

謎解き実践！「迅速検査」チェック問題

胸痛の患者さんに血液検査を行いました．
下の結果を判断してください．

トロポニン（＋），H-FABP（＋）

● 解答と解説

● 　胸痛という症状がある人への検査でトロポニンもH-FABPも陽性のため，心筋梗塞の可能性が高いです．

● 　念のため，腎障害などの既往歴を確認しつつ，急いで12誘導心電図を検査したほうがよいでしょう．

● その後の経過

● 　12誘導心電図では微妙にSTが上昇している程度でした．患者さんに話を聞いてみると，労作時に発症した胸が締めつけられるような痛みで冷汗も伴っているとのことで急性心筋梗塞を強く疑ったため，緊急カテーテル治療を行いました．その結果，冠動脈に閉塞を認めたため，ステントを留置することになりました．

⑥ 血液ガス
pH・PaCO₂・PaO₂・HCO₃⁻
BE・Lac・CO-Hb

問題

呼吸困難の患者さんに血液検査を行いました．
下の結果を判断してください．

pH：7.35(L)，PaCO₂：55Torr(H)，PaO₂：60Torr(L)，HCO₃⁻：30mEq/L(H)

😊 ああ，血液ガスですね．たくさん項目があるので，正直苦手です．あまり内容を見ずに先生に結果の紙を渡しちゃうこともあります．

😮 ええっ！と言いながら，私も完全にわかっているわけではない気もする……．

😊 私としては，検査結果の要点は医師と看護師とで共有したいところです．
血液ガス検査の目的は下の2つです．

> ①血液ガスでないとわからない項目を見る．
> ②血液ガスでなくてもわかるが，血液ガスのほうが早くわかる項目を見る．

😊 当たり前ですね．
「①血液ガスでないとわからない項目」には，pH，PaCO₂，PaO₂，HCO₃⁻，BE，Lac（乳酸），CO-Hbなどがあります（PaO₂はSpO₂で推定でき，HCO₃⁻やLacは生化学検査でもわかりますが，とくに後者2つは血液ガスでみることが多いです）．
「②血液ガスでなくてもわかるが，血液ガスのほうが早くわかる項目」には，HbやNa，Kなどの電解質や血糖があり，機種によってはCrもわかることがあります．臨床現場では②も大切ですが，ここでは「①血液ガスでないとわからない項目」を取り上げます．

😊 はい．

😊 「①血液ガスでないとわからない項目」は簡単にまとめると，ガス交換と酸塩基平衡です．この2つは関連していますので，それぞれの項目をまず**表14**で説明します．

表14　血液ガスの7項目とその特徴

項目	考えられる異常や関連する疾患・病態
pH （水素イオン指数）	血液の酸塩基平衡の指標です. 【関連する疾患】 ・7.45以上：アルカレミア（過換気，嘔吐による低クロール性アルカローシスなど） ・7.35以下：アシデミア（敗血症，腎不全，悪性腫瘍，薬剤性など）
PaCO2 （動脈血二酸化炭素分圧） [単位：Torrまたは mmHg]	ガス交換（肺胞換気）の指標です. CO2は酸性なので，酸塩基平衡にも関係しています. 【関連する疾患】 ・45以上：換気不良状態：呼吸性アシドーシス ・35以下：過換気状態：呼吸性アルカローシス
PaO2 （動脈血酸素分圧） [単位：Torrまたは mmHg]	血液の酸素化の指標です．吸入酸素濃度（FiO2）や肺胞換気量，肺胞ガス換気能力が関係しています. SpO2と連動しており，SpO2 90％のときPaO2 60Torrです. 【関連する疾患】 ・60以下：呼吸不全 →酸素投与が必要
HCO3⁻ （重炭酸イオン） [単位：mEq/L]	血液の緩衝能の指標で酸塩基平衡に関連する値です. 【関連する疾患】 ・30以上：代謝性アルカローシス ・20以下：代謝性アシドーシス
BE （ベースエクセス：塩基過剰） [単位：mEq/L]	正常な二酸化炭素分圧（PaCO2）の血液を正常なpHに戻すために追加または削減する必要のある理論的な酸の量です. PaCO2とpHの両方が正常ならゼロです. 【関連する疾患】 ・3以上：代謝性アルカローシス ・−3以下：代謝性アシドーシス
Lac （乳酸） [単位：mmol/L]	組織の低酸素状態を示します．簡単に言ってしまうと，重症患者さんで上がります. 【関連する疾患】 ・2mmol/L（18mg/dL）以上：ショック，けいれん，肝障害，喘息発作など
CO-Hb （一酸化炭素ヘモグロビン） [単位：%]	一酸化炭素と結合したヘモグロビンの濃度です. 【関連する疾患】 基準値は2％未満で，それ以上の場合は一酸化炭素中毒を疑います（喫煙者では10％程度の人もいます）. 10％以上で息切れなどを生じ，80％以上は致死的とされます.

ちなみに，アルカレミアは血液が塩基性（pH＞7.45）になった状態のことで，アルカローシスは，血液が塩基性になるような病態や変化のことです．同様に，アシデミアは血液が酸性（pH＜7.35）になった状態のことで，アシドーシスは血液が酸性になるような病態や変化のことです.

人間の体は代償といってpHを7.4程度に保つための調節が起こります．例えば感染などで代謝性アシドーシスになった場合は呼吸で代償するため呼吸性アルカローシスになり，過換気状態になるのです．その結果，pHは7.4程度でアシデミアにもアルカレミアにもならないことがあります．そこが血液ガスをわかりにくくさせているところかもしれませんね.

まず見るべきポイントを表15に簡単にまとめてみました．この後で，アシドーシスやアルカローシスの原因を身体診察や他の検査などで探していくわけです.

表15　血液ガスで確認すべきポイント

1) ガス交換を確認する
　①PaO₂は60Torr以上あるか？　→なければ低酸素なので酸素投与が必要
　②PaCO₂は？　→高ければⅡ型呼吸不全でより重症

2) 酸塩基平衡を確認する
　①pH（変化のメイン）は？　→7.45以上はアルカレミア,7.35以下はアシデミア
　②PaCO₂は？　→45以上は呼吸性アシドーシス,35以下は呼吸性アルカローシス
　③HCO₃⁻は？　→30以上は代謝性アルカローシス,20以下は代謝性アシドーシス

3) その他の項目を確認する
　①乳酸で重症度をみる
　②Hb,Na,K,血糖などの早めに結果を知りたい項目をみる
　③念のためCO-Hbもチェックする

これまでと同じだけど, 患者さんをちゃんと看ていれば, 検査結果のどこに注意すればいいかわかるはずよ.

確かにそうですね. まずはきちんと患者さんを看ます.

謎解き実践！「血液ガス」チェック問題

呼吸困難の患者さんに血液検査を行いました. 下の結果を判断してください.

pH：7.35（L）, PaCO₂：55Torr（H）, PaO₂：60Torr（L）, HCO₃⁻：30mEq/L（H）

解答と解説

pHは7.35なのでアシデミアです. PaO₂は60Torrと低酸素で, PaCO₂は55Torrと Ⅱ型呼吸不全を呈していて呼吸性アシドーシスもあります. HCO₃⁻は30mEq/Lで代謝性 アルカローシスもありますが, pHは低いため呼吸性の要素のほうが強そうです.

その後の経過

病歴を聞いて診察を進めると, ヘビースモーカーで肺気腫と言われていたようです. やせ 型で口すぼめ呼吸をしていました. これらの病歴から, 肺気腫による慢性のⅡ型呼吸不全と 考えました.

　低酸素がありますが高CO₂血症なので, 高濃度の酸素を投与するとCO₂ナルコーシスに なる危険があるため, 呼吸苦が取れる最低の量として酸素を1L/分から開始しました.

血液検査でおさえておきたい47項目！

⑦ 髄液検査
髄液圧・性状・細胞数・蛋白量・糖

問題

発熱と意識障害の患者さんに髄液検査を行いました．
下の結果を判断してください．

髄液圧：200mmH$_2$O，　性状：透明，　細胞数：60/μL（単核球優位）（H），
蛋白量：120mg/dL（H），　糖：70mg/dL

😊 髄液検査ですね．まだあまりついたことがありません（そもそも血液検査ではありませんし……）．

😐 私もたまにしか機会がないから，細かいところまで覚えていません．

😊 血液検査ではありませんが，重要な検査なので取り上げました．簡単にまとめますね．髄液検査も他の検査と同じように，疾患の診断や除外のために行います．代表的な疾患は，髄膜炎（細菌性/ウイルス性/真菌性/結核性）や脳炎，ギランバレー症候群，くも膜下出血などです．髄液圧，性状，細胞数，蛋白量，糖の5項目を順番に見ていきましょう（表16）．最終的には，髄液の培養検査や頭部MRIなどを併用して診断を確定します．

表16　髄液検査の5項目とその特徴

項目	考えられる異常や関連する疾患・病態
髄液圧 [単位：mmH$_2$O]	基準値は，側臥位の場合，60〜180mmH$_2$Oです． 髄液圧が上がっていたら髄膜炎を考えます．
性状	基本的には透明の水様液です． 混濁や膿性なら細菌性髄膜炎を考えます． 血性や黄色調（キサントクロミー）なら，くも膜下出血を考えます．
細胞数 [単位：/μL]	基準値は5/μL以下です． 増加していたら，髄膜炎，脳炎，頭蓋内出血を考えます． 増えている細胞がリンパ球優位ならウイルス性・結核性・真菌性髄膜炎や慢性炎症を，多核白血球優位なら細菌性髄膜炎を，単核球優位ならくも膜下出血や脳梗塞や髄膜炎を考えます．
蛋白量 [単位：mg/dL]	基準範囲は10〜40mg/dLですが，細胞増加に伴って上昇します． そのため，髄膜炎やくも膜下出血では蛋白も増加します． ギランバレー症候群などでは，蛋白は増加するものの細胞は増加しない蛋白細胞解離を認めます．
糖 [単位：mg/dL]	通常，血糖の60〜70％の値を示します． 細菌性・結核性・真菌性髄膜炎では減少します．

謎解き実践！「髄液検査」チェック問題

発熱と意識障害の患者さんに髄液検査を行いました．
下の結果を判断してください．

　髄液圧：200mmH$_2$O，性状：透明，細胞数：60/μL（単核球優位）（H），
蛋白量：120mg/dL（H），糖：70mg/dL

●解答と解説

　髄液圧は180mmH$_2$Oを超えているので上がっていて髄膜炎を疑います．

　性状は透明なので，細菌性髄膜炎は否定的かもしれません．

　細胞数は増加しているため，やはり髄膜炎を考えます．単核球優位なので，ウイルス性，結核性，真菌性の髄膜炎や慢性炎症を疑います．

　蛋白量は40mg/dL以上と増加しているため髄膜炎を疑い，糖は減っていないため細菌性・結核性・真菌性髄膜炎は否定的です．

　以上から，ウイルス性（無菌性）髄膜炎／脳炎が最も疑わしいです．

●その後の経過

　念のための髄液培養を提出し，頭部MRIを撮影したところ，側頭葉を中心とした高信号域を認めました．抗体検査でもヘルペス陽性だったため，ヘルペス脳炎と診断されました．

コラム⑰　　血球や細胞数の単位について

血球や細胞数の単位として，「/μL」や「/mm^3」が使われます．
単位が違った場合の換算は必要でしょうか？

1μLは，1Lの100万分の1です．
1Lは1辺が10cm（100mm）の立方体の体積なので，

$$1μL = (100mm)^3 ÷ 1,000,000$$
$$= 1,000,000mm^3 ÷ 1,000,000$$
$$= 1mm^3$$

となります．
1μL＝1mm^{3}なので，「/μL」も「/mm^3」も同じことなのです．　　（宮道亮輔）

●血液検査でおさえておきたい47項目！●
まとめと練習問題

1）手がしびれる患者さんに血液検査を行いました．下の結果を判断してください．

白血球：4,200/μL，　赤血球：252万/μL（L），Hb：9.0g/dL（L），Ht：25％（L）

血小板：32万/μL（MCV：99fL，MCH：35pg，MCHC：36％）

総蛋白：6.8g/dL，　アルブミン：3.2g/dL，　総ビリルビン：3.2mg/dL（H）

AST：38U/L，　ALT：30U/L，　LD：980U/L（H），ALP：230U/L

尿素窒素：20mg/dL，　クレアチニン：0.7mg/dL，　血糖：90mg/dL

Na：142mEq/L，　K：4.0mEq/L，　Cl：104mEq/L

2）呼吸苦の患者さんに血液検査を行いました．下の結果を判断してください．

pH：7.523（H），　$PaCO_2$：24.8Torr（L），　PaO_2：109.6Torr，　HCO_3^-：23.8mEq/L

解答と解説

1）の解答と解説

　Hb9.0g/dLと貧血を認めます．MCV 99fL，MCHC 36％と正球性正色素性貧血です．総ビリルビンやLDが高値を示しているため，溶血による貧血が疑わしいです．

　さらに検査（網状赤血球，寒冷凝集素，IgM型自己抗体，血清ハプトグロビンなど）を追加し，溶血性貧血（冷式自己免疫性溶血性貧血）と診断されました．

2）の解答と解説

　pHは7.45以上でアルカレミア，$PaCO_2$は35以下で呼吸性アルカローシス，PaO_2は異常なく，HCO_3^-は異常なしです．

　呼吸性のアルカローシスですが，HCO_3^-の代償が働いていないため急性のものと考えられ，過呼吸によるアルカレミアと考えられます．若者であれば過換気症候群が疑わしいですが，発熱など頻呼吸になる原因が他にある二次性の過呼吸の可能性もあるので注意が必要です．

MEMO

第3章

復習＆腕試し！

「3つ道具」の
まとめと臨床対応

心電図　X線画像　採血

「3つ道具」のまとめと臨床対応

ここまで「3つ道具」の使い方を説明してきました．さて，状態の悪い患者さんをみたら検査の前にまずやることって何でしたっけ？

バイタルサインの測定と，OMIです．

そうそう．私たちは常に患者さんを看ないとね．

では，ここでは，これまでに確認してきたことを復習します．

●全体を通して大切なこと●

①状態の悪い患者さんをみたら，バイタルサインを測定して OMI を行う．

②応援を呼ぶ際は，所見（と評価）を伝える必要がある．

③心電図モニターや 12 誘導心電図，胸部 X 線画像や血液検査の所見の読み方の基本を知る．

④診断だけではなく，患者さんの苦痛に対応することも考える．

●検査を行う前に確認すること●

バイタルサイン	と	OMI
意識レベル（JCS）		O_2（酸素投与）
脈拍数，血圧，SpO_2		モニター（心電図モニターなど）
		IV（点滴）ルート確保

●心電図波形はここに注目！●

注目点	異常と関連する疾患
心拍数は？	心拍数≧100回/分：頻脈 心拍数<60回/分：徐脈
リズムは整か不整か？	不整：心房細動，期外収縮，房室ブロックなど
波形に注目	
①P波はあるか？	P波がない：心房細動，洞不全，高カリウム血症など
②P波のあとにQRS波があるか？	P波とQRS波がバラバラ：房室ブロック，心房粗動，期外収縮など
③QRS波の幅は広いか？ （3mm以上）	QRS波の幅が広い（ワイドQRS）：心室由来の波形，脚ブロック，高カリウム血症など
④T波（ST部分）の形はどうか？	テント状のT波：高カリウム血症など STが上昇/低下：心筋梗塞，狭心症など

●胸部X線画像はここに注目！●

注目点	異常と関連する疾患・病態
①心胸郭比（CTR）	「心臓の幅÷胸郭の幅」で計算します． 正常は50～55%以下で，それ以上ある場合は心拡大です．
②肺門部	肺門部の白い部分が広がっていたら，うっ血（心不全・肺水腫の増悪など）を疑います．
③大動脈	大動脈が横隔膜部分まで追えるか確認します． 追えない場合は，肺炎や腫瘍などが大動脈に接して（心臓の裏に隠れて）いる可能性があります．
④横隔膜 （とCPアングル：肋骨横隔膜角）	横隔膜が中央から端（胸壁）まで追えるか確認します． 追えない場合は，肺炎や腫瘍などが横隔膜に接している可能性があります． また，助骨と横隔膜で作る角度（CPアングル）が鈍角の場合は，胸水などが貯まっていることを考えます．
⑤肺野	肺野に白い影（肺炎や腫瘍など）や肺の萎縮（気胸）がないか確認します．
⑥胸壁	皮下気腫や鎖骨・肋骨の骨折などがないか確認します． チューブやドレーンなどのデバイスも確認します．

●血液検査のキホン！●

①血液検査の基準範囲は，「健常人の95%が当てはまる値」．

②基準から外れても，すぐに異常というわけではない．

③過去の値との比較が大切．

これらの道具をうまく使って，患者さんの謎を解明していきましょう！

　次のページから，まずは本書の最初に挙げた3つの課題（課題1～3，p.116～119）を取り上げます．最初と比べて自分の実力がどう変わったかを確かめてみてください．なお，解説は第1章（p.19～28）をご参照ください．その次に，新しく2つの課題（課題4～5，p.120～128）を取り上げます．これまでの内容を活かして取り組んでみてくださいね．

再チャレンジ！

課題 1

大腸がん術後 2 日目の患者

- 70 歳女性．大腸がんの術後 2 日目です．
- 疼痛コントロールが不良であり，あまり離床が進んでいません．
- あなたが付き添って離床したときに，呼吸苦と胸部不快の訴えがありました．

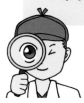

Q1. このような状態が悪そうな患者さんを
みたとき，何を行いますか？

➡ 解答と解説は第 1 章の p.19 へ！

再チャレンジ！

課題 2

糖尿病で教育入院中の患者

- 55 歳女性．糖尿病で教育入院中です．
- 心窩部痛があるとのことでナースコールがありました．
- 10 分くらい前に散歩をした後から心窩部痛が続いていて，冷汗が出るとのことです．

【バイタルサイン】
意識：JCS 1，脈拍：60 回／分，血圧：110／75mmHg，呼吸：20 回／分，
SpO_2：96％（室内気）

【心電図モニター】

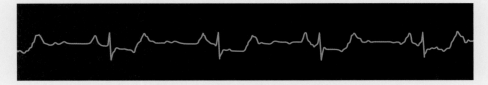

Q2-1. 心電図モニターの波形を
どう判断しますか？

➡ 解答と解説は第 1 章の p.21 へ！

　心電図モニターの波形を医師に伝えたところ，12誘導心電図と胸部X線撮影と血液検査の指示が出ました．

【12誘導心電図】

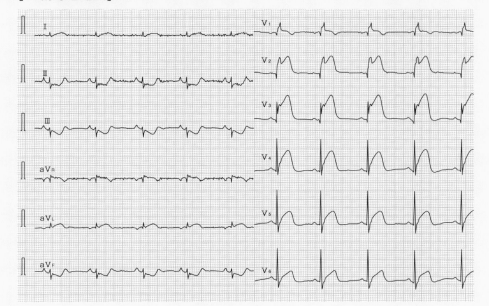

【胸部X線画像】

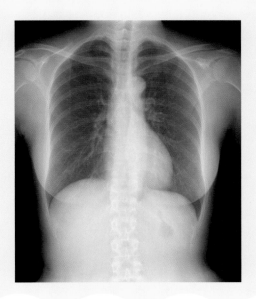

【血液検査】
WBC：12,800/μL（H），Hb：12.8g/dL，PLT：23.5万/μL
AST：32U/L（H），ALT：20U/L，
BUN：18mg/dL，Cr：0.68mg/dL，Glu：180mg/dL（H）
Na：135mEq/L，K：4.2mEq/L，Cl：102mEq/L，CRP：0.08mg/dL
CK：1,032U/L（H），CK-MB：528U/L（H），トロポニンT：陽性，H-FABP：陽性

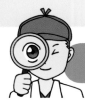

Q2-2. この結果をどう解釈しますか？

➡ 解答と解説は第1章のp.24へ！

再チャレンジ！

課題 3

急性心筋梗塞で緊急入院した患者

● 60歳男性．急性心筋梗塞のため緊急入院し，カテーテル治療を受けて状態は落ち着いていました．
● あなたが訪室したとき，けいれんしていて反応がありませんでした．

【バイタルサイン】
意識：JCS 200，脈拍：120回/分，血圧：150/90mmHg，呼吸15回/分，SpO₂：95%（室内気）

　バイタルサインを測っていたら，意識状態は回復しませんが，けいれんは止まりました．医師からは12誘導心電図と胸部X線撮影と血液検査の指示が出ました．

【12誘導心電図】

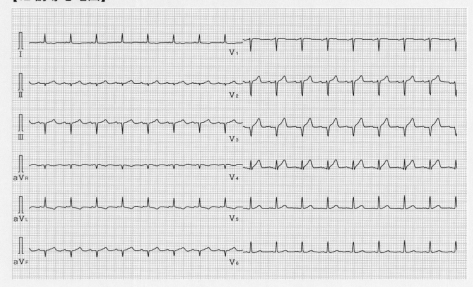

【胸部X線画像】

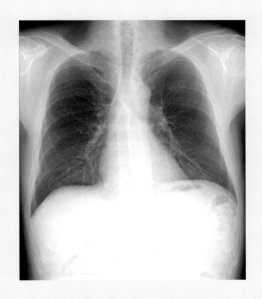

【血液検査】
WBC：9,800/μL（H），Hb：13.4g/dL，PLT：32.5万/μL
AST：24U/L，ALT：20U/L，BUN：18mg/dL，Cr：0.68mg/dL，
Glu：42mg/dL（L）
Na：142mEq/L，K：2.6mEq/L（L），Cl：104mEq/L，CRP：0.08mg/dL

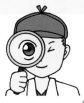

Q3-1. この結果をどう解釈しますか？

Q3-2. 次に行う処置は何でしょうか？

Q3-3. この後の観察で注意することは何でしょうか？

➡ 解答と解説は第1章のp.26へ！

ここからは新しい事例です（課題4,5）！
これまでの内容を元に取り組んで
みてください.

New!

肺炎で入院し呼吸苦を訴える患者

● 78 歳女性. 肺炎のため入院し，抗菌薬治療で発熱や呼吸状態は落ち着いていました.
● 深夜 4 時ごろに呼吸苦の訴えがあったので訪室しました.

【バイタルサイン】
意識：JCS 1，脈拍：80 回 / 分，血圧：184/110mmHg，呼吸数：24 回 / 分，
SpO₂：90 ％（室内気），体温 36.8℃
　医師へ報告したところ，胸部 X 線，血液検査と 12 誘導心電図の指示が出ました.

【胸部 X 線画像】

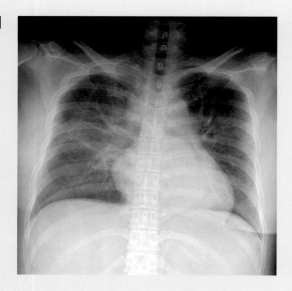

【血液検査】
WBC：8,900/μL，RBC：360 万 /μL，Hb：12.2g/dL，Ht：35％，
PLT：19 万 /μL
UN：24mg/dL，Cr：1.53mg/dL（H），AST：28U/L，ALT：30U/L，LD：317U/L，
CK：108U/L（H），Na：139mEq/L，K：4.5mEq/L，Cl：105mEq/L，
CRP：0.8mg/dL
BNP：598pg/mL（H），トロポニン T：陰性

【12 誘導心電図】

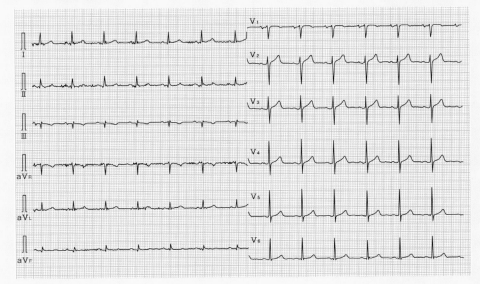

Q4-1. この結果をどう解釈しますか?

Q4-2. 次に行う処置は何でしょうか?

Q4-3. この後の観察で注意することは何でしょうか?

➡ 解答と解説は次ページへ!

Q4-1. この結果をどう解釈しますか？

A4-1. 心不全の所見が認められます.

🧑 バイタルサインは，やや頻呼吸でSpO_2値が低いです．胸部X線画像は……．

🧑 X線画像に行く前に，SpO_2が低かったら？

🧑 酸素投与ですね．先生に指示をもらいます．（それは次のQ4-2だから，そこで言おうと思っていたのに……）

🧑 何か言った？

🧑 いいえ！何も言っていません．

次に胸部X線画像では，心胸郭比は55％以上に見えて，肺門部にうっ血があります．大動脈のラインは追えませんが，横隔膜はしっかり追えてCPアングルも鋭角です．肺野はうっ血以外は問題なさそうで，胸壁も問題なさそうです．

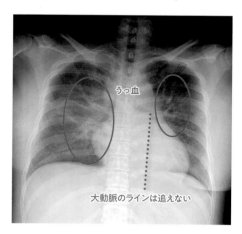

うっ血

大動脈のラインは追えない

🧑 心不全でしょうか．

血液検査では，CrとCKが少し上がっています．BNPも高値です．肺炎で入院された方ですが，WBCやCRPは上がっていません．CKは高めですが，トロポニンTは陰性でした．心電図は，頻脈も徐脈もなくて，不整もありません．波の形も問題なさそうです．

🧑 そのとおりです．肺炎という病歴から考えて，WBCやCRPも見ていてよいですね．

Q4-2. 次に行う処置は何でしょうか？

A4-2. 酸素投与し，患者さんに坐位になってもらいます．

😀 酸素投与です．

😊 他には思いつくことある？

😀 え～っと．循環器の先生を呼ぶことですか？

😊 それは主治医に任せてもよいかもしれませんね．患者さんの体位は臥位のままでよいですか？

😀 あっ，坐位になったほうが楽かもしれません．先生に確認して坐位になってもらいます．

😊 そうね．それがいいと思います．

Q4-3. この後の観察で注意することは何でしょうか？

A4-3. 呼吸状態，浮腫，血圧，尿量に注意します．

😀 患者さんの呼吸状態に注意します．それから，心不全のように思えるので，下肢の浮腫も確認してみたいです．

😊 そうね．

😊 いいですね！あとはこの患者さんは血圧が高いので，血圧の推移や，尿量の推移も確認してもらえると助かります．

😊 心不全の患者さんには膀胱留置カテーテル（通称バルン）を入れることが多いでしょう．あれは尿量を確認するためだから．

😀 確かに毎回入れていますね．これまであまり気にしていませんでした．勉強になります．

訪室時，けいれんしていて反応がない患者

- 58歳男性．糖尿病の教育入院中で，インスリンを始めて血糖は落ち着いていました．
- 検温のため訪室すると，けいれんしていて反応がありませんでした．
- すぐにスタッフに連絡して医師を呼ぶと，けいれんは治まったようです．

【バイタルサイン】
意識：JCS100，脈拍：72回／分，血圧：186/110mmHg，呼吸：20回／分，
SpO_2：98％（室内気）

　医師から12誘導心電図と胸部X線撮影と血液検査の指示が出ました．

【12誘導心電図】

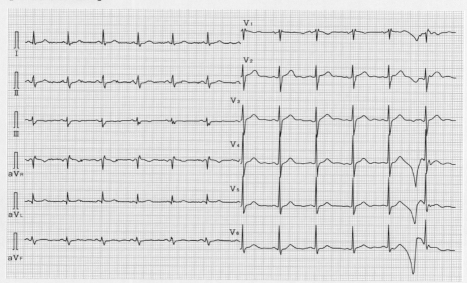

【胸部 X 線画像】

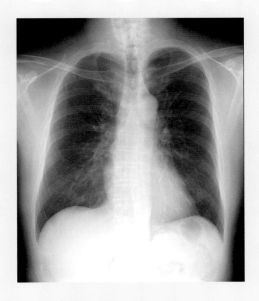

【血液検査】
WBC:6,800/μL, RBC:420 万/μL,
Hb:13.0g/dL, Ht:36%, PLT:21 万/μL
TP:6.1g/dL, Alb:3.3 g/dL, UN:11mg/dL, Cr:0.5mg/dL,
AST:13U/L, ALT:10U/L, LD:184U/L,
Na:143mEq/L, K:3.3mEq/L, Cl:102mEq/L,
血糖:101mg/dL, CRP:3.0mg/dL(H)

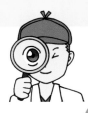

Q5-1. この結果をどう解釈しますか?

Q5-2. 次に行う処置は何でしょうか?

Q5-3. この後の観察で注意することは
何でしょうか?

→ 解答と解説は次ページへ!

課題5 の解答と解説

Q5-1. この結果をどう解釈しますか？

A5-1. 心電図はアーチファクトのようです．

😊 胸部X線画像は，心拡大はなく，肺門部のうっ血もありません．大動脈も横隔膜も追えて，CPアングルは鋭角です．肺野や胸壁にも異常なさそうです．

血液検査でも異常なさそうです．今回は血糖も電解質も異常なしですね．

😊 おっ，いい調子！ 心電図はどう？

😊 心拍数は70回ちょっとで，リズムは整です．P波もQRS波もT波も異常なさそうですが，右のほうで乱れているところがありますね．これは不整脈ですか？

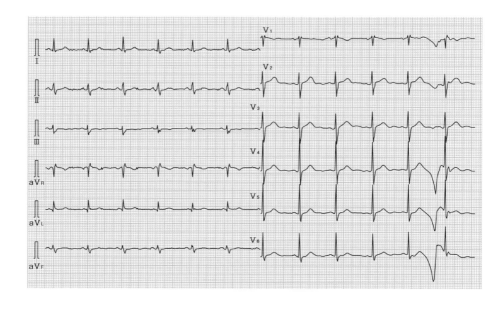

😊 ここの部分だけすべての誘導で基線も乱れているので，体動などのアーチファクト（心電図に混入する心電図以外の現象）のようですね．

心電図をとる際は，画面の波形を見ていると，本当の不整脈（何度も混入する）なのかアーチファクト（患者さんが動くたびに混入する）なのかがわかりやすいです．そして，記録用には，できるだけアーチファクトが入っていない心電図をプリントアウトするようにしましょう．

最後なのに,「なし澤」な面が出ちゃいました…….

伝えたことはしっかりできていたのでよかったと思いますよ.伝えていないことができないのは仕方ないですね.

あれ? でも,この患者さんは「3つ道具」ではあまり異常なさそうですね.

異常がないことを確認することも大切なの.そうすれば,次の行動に移りやすいでしょう.

Q5-2.次に行う処置は何でしょうか?

A5-2.血圧が高いことを医師に報告します.

血圧が気になるので,先生に報告しようと思います.

確かに血圧が高いですね.一般的に血圧が高いときは脈拍も速くなっていることが多いですが,この患者さんは血圧が高い割に脈拍はそこまで速くありません.ちょっとマニアックかもしれませんが,このように血圧に対して脈が遅めの状態は,「クッシング現象」という頭蓋内圧亢進の症状かもしれません.というわけで,医師目線で次に行うことは…….

頭部CTですね.意識障害+血圧高値だから,頭蓋内の出血を疑うんですよね.

そのとおりです.今回はCTでは,下の写真のように脳槽部分が白く出血していたので,くも膜下出血と診断しました.

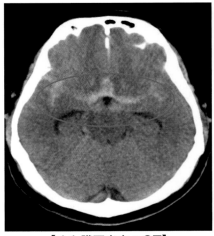

【くも膜下出血のCT】

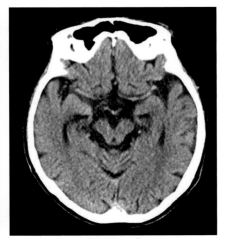

【正常CT】

127

Q5-3. この後の観察で注意することは何でしょうか？

A5-3. 血圧,呼吸状態,再出血に注意します.

血圧を下げる必要があると思うので,血圧の値に注意しようと思います.

確かに重要です.あとは……？

呼吸が止まる可能性があるので,呼吸状態も確認しようと思います.それから,再出血しないように,できるだけ刺激しないようにします.

やるね！成長しましたね.

ありがとうございます.最後にいいところを見せることができました！

あとがき

おつかれさまでした.

この本では臨床現場でよく出てくる心電図,Ｘ線画像,血液検査の３つ道具の基本を伝えたうえで,臨床現場でその基本をどう活かすかまで踏み込んでみました.

皆さんが有澤さんのように成長してくれたら,私たち医師も仕事がしやすくなるので助かります.共通の言語でやり取りできると,話が早くてよいのです.

本書の中でも繰り返し出てきましたが,これらの３つ道具は,あくまで道具です.

道具の使い方も大切ですが,それを使って患者さんをよくすることが目的であることを忘れないでください.道具を使った診断に集中しがちな医師に対して,皆さんが患者さんの苦痛を解消する大切さを伝えてくれると,医師も助かると思います.

チームで対応して患者さんによくなってもらいましょう.

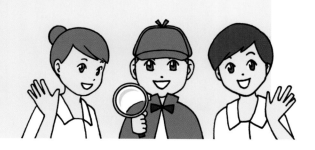

MEMO

索引

数字・欧文

2：1ブロック　45
12誘導心電図　51
Ⅰ度房室ブロック　45
Ⅱ型呼吸不全　108
Ⅱ度房室ブロック　45
Ⅲ度房室ブロック　45
AED　35
AF　42,61
Alb　99
ALP　99
ALT　99
AMY　99
APTT　101
AST　99
Asystole　35
BE　107
BLS　36
BNP　99
BS　96
BUN　99
CK　99
CK-BB　104
CK-MB　104
CK-MM　104
Cl　96
CO-Hb　107
COVID-19　74
CPK　99
CPアングル　64,65
Cr　99
CRP　99
CTR　64,65
C反応性蛋白　99
DIC　102
Dダイマー　101

ECG　10
FBS　96
FDP　101
Glu　96
GOT　99
GPT　99
Hb　93
HbA1c　96
HCO_3^-　107
H-FABP　104
Ht　93
IgM型自己抗体　111
INR　101
IVルート確保　20
Japan Coma Scale　20
JCS　20
K　96
Lac　107
LD　99
LDH　99
MCH　93
MCHC　93
MCV　93
Na　96
NGチューブ　84
NH_3　99
NT-proBNP　99
OMI　20
PAC　54
$PaCO_2$　107
PaO_2　107
PEA　34,35
pH　107
PJC　55
PLT　93
PT　101
PT-INR　101

pulseless VT　35

PVC　55

P波　30

QRS波　30

RBC　93

RR間隔　31

RR整・narrow QRS　40

RR整・wide QRS　38

RR不整　42

SBAR　60

SOAP　22

STEMI　50

ST上昇　51,61

ST上昇型心筋梗塞　50

ST低下　61

ST変化　50

T-bil　99

TP　99

T波　30

　　──の増高　56

UN　99

VF　35

WBC　93

X線画像　63

γ-GTP　99

アーチファクト　126

アシデミア　107

アシドーシス　107

アスパラギン酸アミノトランスフェラーゼ　91

アミラーゼ　99

アラニンアミノトランスフェラーゼ　91

アルカリホスファターゼ　91

アルカレミア　107,111

アルカローシス　107

アルブミン　99

アンモニア　99

意識障害　95,109

一次救命処置　36

一酸化炭素ヘモグロビン　107

イレウス　83

インフルエンザ迅速診断キット　104

ウェンケバッハ型　45

うっ血　67

うっ血性心不全　68

エアブロンコグラム　72

エアリーク　86

塩基過剰　107

横隔膜　64,65

快適空間　37

過換気症候群　111

学習空間　37

学習と勉強　43

ガス交換　108

活性化部分トロンボプラスチン時間　101

カリウム　96

カルディオバージョン　39

癌　76

簡易血糖測定　95

間質影　74

間質性肺炎　74

感度　103

ガンマグルタミルトランスペプチダーゼ　91

寒冷凝集素　111

期外収縮　54

気管チューブ　84

気胸　79

基準値　90

基準範囲　90

客観的情報　22

急性冠症候群　50

急性心筋梗塞　13

急性膵炎　100

急変　36

胸腔ドレーン　80

凝固系　101

胸骨圧迫　36

胸水　69

偽陽性　104

胸痛　103

胸部X線画像　63

　　──の注目点　65

胸壁　64,65

鋸歯状波　33

キラーシンプトン　36

ギランバレー症候群　109

くも膜下出血　127

クレアチニン　99

クレアチンキナーゼ　99

グロースゾーン　37

クロール　96

経鼻胃管　84

経皮ペーシング　46

血液ガス　106

血液検査項目　90

血液生化学検査　98

結核　76

血算　92

血色素量　93

血小板数　93

血清電解質　95,96

血清ハプトグロビン　111

結節影　76

血糖　95,96

限局性　77

高カリウム血症　97

コーブド型ST上昇　53

呼吸困難　106

呼吸性アシドーシス　107

呼吸性アルカローシス　107

国際標準化比　101

コンフォートゾーン　37

混乱空間　37

さ

細胞数　109

サドルバック型ST上昇　53

酸塩基平衡　108

三重の関心　14

酸素投与　20

酸素マスク　20

持続性洞性徐脈　48

重炭酸イオン　107

腫瘤影　76

小球性低色素性貧血　94

上室性期外収縮　54

上室性頻拍　40,61

小腸閉塞　83

情報の伝え方　22

除細動器　58

徐脈　44,47

徐脈頻脈症候群　48

心拡大　67

心胸郭比　64,65

心筋梗塞　52

心室細動　34,35,61

心室性期外収縮　54,55

心室頻拍　34,38

浸潤影　72

心静止　34,35

心臓型脂肪酸結合蛋白　91

迅速検査　103

心停止　34
　　──の4つの波形　35
心電図　30
心電図波形　30
心電図誘導　52
心拍数　30
心不全　67,69
心房細動　42,61
心房粗動　33
髄液圧　109
髄液検査　109
膵炎　82
水素イオン指数　107
水平面　82
髄膜炎　109
ストレッチゾーン　37
すりガラス影　74
性状　109
正常値　90
成長空間　37
生理食塩液　21
赤血球数　93
背伸び空間　37
挿管チューブ　85
総蛋白　99
総ビリルビン　99

低血糖　26
デキスター　95
鉄欠乏性貧血　94
電気ショック　36
テント状T波　56,61,97
糖　109
洞性徐脈　49
洞性頻脈　40
洞停止　48
糖尿病　11
洞不全症候群　47
洞房ブロック　48
動脈血酸素分圧　107
動脈血二酸化炭素分圧　107
特異度　103
ドレーン　84
トロッカーカテーテル　80
トロポニンI　104
トロポニンT　104

た

代謝性アシドーシス　107
代謝性アルカローシス　107
大腸がん　11
大動脈　64,65
蛋白量　109
チューブの位置　84
腸閉塞　82
低カリウム血症　26

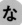

な

ナイチンゲール　14
ナトリウム　96
ニボー　82
乳酸　107
乳酸脱水素酵素　99
尿素窒素　99
脳性ナトリウム利尿ペプチド　99

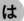

は

肺萎縮　79
肺炎　72,101
肺気腫　108
肺水腫　67
肺尖部　79

バイタルサイン　19

肺門部　64,65

肺紋理　79

肺野　64,65

播種性血管内凝固症候群　102

白血球数　93

発熱　109

パニックゾーン　37

びまん性　77

評価　22

頻脈　38,42

フィブリノゲン　101

腹痛　98

腹部単純X線撮影　82

ブルガダ症候群　50,52

プロトロンビン時間　101

平均赤血球血色素濃度　93

平均赤血球血色素量　93

平均赤血球容積　93

ベースエクセス　107

ヘマトクリット値　93

ヘモグロビンA1c　96

ヘルペス脳炎　110

房室接合部期外収縮　55

房室ブロック　44,61

発作性心房細動　43

ま

学びとリスク　37

無脈性心室頻拍　35

無脈性電気活動　35

網状赤血球　111

モニター装着　20

モビッツⅡ型　45

や

溶血性貧血　111

溶連菌迅速診断キット　104

ら

ラーニングゾーン　37

リズム　30

粒状影　76

リンゲル液　21

冷式自己免疫性溶血性貧血　111

肋骨横隔膜角　64,65

３つの「知りたい」がまとめてわかる！
ナースのための検査データの読み方
心電図・Ｘ線画像・採血

2021年5月5日	初版	第1刷発行
2023年5月29日	初版	第2刷発行

著　者	宮道　亮輔
発行人	土屋　徹
編集人	小袋　朋子
発行所	株式会社Gakken 〒141-8416　東京都品川区西五反田2-11-8
印刷・製本	凸版印刷株式会社

●この本に関する各種お問い合わせ先
本の内容については，下記サイトのお問い合わせフォームよりお願いします.
https://www.corp-gakken.co.jp/contact/
在庫については　Tel 03-6431-1234（営業）
不良品（落丁，乱丁）については　Tel 0570-000577
　学研業務センター　〒354-0045　埼玉県入間郡三芳町上富 279-1
上記以外のお問い合わせは　Tel 0570-056-710（学研グループ総合案内）

©R. Miyamichi 2021 Printed in Japan
●ショメイ：3ツノ「シリタイ」ガマトメテワカル！ ナースノタメノケンサデータ
ノヨミカタ シンデンズ・エックスセンガゾウ・サイケツ